Andreas Bohrmann

Tod als Chance

Dieses Buch ist gewidmet

meiner Familie, allen voran meiner Mutter,
meinen Freunden, die immer für mich da sind

Andreas Bohrmann

Tod als Chance

Projekte-Verlag
Cornelius GmbH

Impressum

1. Auflage

Mitglied im Börsenverein des Deutschen Buchhandels

Satz und Druck: Buchfabrik Halle • www.buchfabrik-halle.de

ISBN 978-3-86634-586-7
Preis: 12,00 EURO

INHALT

Vorwort

„Sag' mal, was machst du eigentlich den ganzen Tag?" – Diese Frage wurde mir immer und immer wieder gestellt, ob von Freunden, Familienmitgliedern, Bekannten, Verwandten, ob in E-Mails, Briefen oder am Telefon. Die letztendliche Antwort halten Sie, lieber Leser, nun in Ihren Händen. Doch dieses „Sie" möchte ich an dieser Stelle bitte gleich wieder ablegen, was keineswegs etwas mit Respektlosigkeit zu tun haben soll. Ich sehe es als eine Art Ausgleich für den doch sehr persönlichen Einblick in mein Leben, den Sie bzw. Du durch das Lesen dieses Buches erhältst. Vielen Dank.

Der Titel „Tod als Chance" bezieht sich darauf, dass für mein neues Leben ein anderer seines gegeben hat. Zwar nicht zwingend, es ist eben so passiert. Sein Schicksal ist meine Chance. Es ist verrückt, wenn man bedenkt, dass ein Leben erst zu Ende gehen muss, um ein anderes zu retten. Aber so ist es leider einmal. Trotzdem ist es gut, dass es so ist. Natürlich gibt es immer noch Skeptiker, die alles anders sehen. Die möglicherweise aus religiösen Gründen oder sonstigen Ansichten gegen Organtransplantation, gegen diese wichtige Sache sind. Dem Thema wird immer noch viel zu wenig Aufmerksamkeit gewidmet, was erschreckend ist.

Allem voran ist es die deutsche Gesetzeslage, die der Sache im Wege steht. Das deutsche Transplantationsgesetz (TPG) hat für die Organspende Rechtssicherheit und Transparenz geschaffen. Im Falle des festgestellten Hirntodes ist nach der im TPG festgeschriebenen erweiterten Zustimmungslösung eine Organspende möglich, wenn der Verstorbene zu Lebzeiten mündlich oder schriftlich zugestimmt hat oder wenn seine Angehörigen gemäß seinem mutmaßlichen Willen zustimmen.

Der Großteil dieses Werkes besteht aus den Berichten über meine Transplantation bzw. über die Zeit danach. Es war mir schon vor der Operation wichtig, dass meine Mutter immer schön alles aufschreibt, alles notiert, was passiert, und dass sie jeden Tag Fotos macht. Das hat sie auch klasse gemacht, hierfür an dieser Stelle noch einmal vielen Dank, Mama! So war es mir leichter, alles aufzuarbeiten und einen eigenen Bericht über das Geschehene zu schreiben.
Auf den folgenden Seiten habe ich meine ganz persönliche Erfahrung mit diesem Thema geschildert. Mein Leben mit Mukoviszidose, wie ich damit umgehe, was bisher alles passiert ist bis hin zu meiner Operation am 15.02.2007.
Mein Buch richtet sich hauptsächlich an Betroffene. An Menschen mit derselben Krankheit wie ich, die noch vor einer Operation stehen oder vor der Entscheidung, überhaupt eine Transplantation durchführen zu lassen. Sicherlich ist es auch spannend für alle, die das Thema interessiert, einmal zu sehen, wie alles abläuft, was alles passieren kann.
Alle Namen der betreffenden Personen wurden zu deren persönlichen Schutz geändert.

Ich habe CF, na und?!

Zwar ist man mit solch einer schwerwiegenden Krankheit im alltäglichen Leben ziemlich eingeschränkt, doch das sollte einen nicht daran hindern, dieses Leben auch zu leben. Natürlich braucht man dazu eine gewaltige Portion Selbstvertrauen, Lebensmut und eine positive Einstellung den Dingen gegenüber, diese Eigenschaften sind jedoch auch ohne chronische Erkrankung nicht verkehrt. Trotzdem lassen allzu viele Menschen diese missen.

Nicht so bei mir, ich war bzw. bin schon immer ein sehr positiv denkender Mensch, der sich durch nichts aus der Bahn werfen lässt, der Dinge so nimmt, wie sie kommen, und einfach das Beste daraus macht. Das hat mir in vielen Situationen immer sehr geholfen, ob bei meinen unzählbaren Krankenhausaufenthalten, in der Schule, bei meinem Oberschenkelbruch und zuletzt natürlich in dem Jahr in Berlin.

Meine Einschränkungen kamen schleichend und waren anfangs, ehrlich gesagt, gar kein Problem. Ich konnte ab der siebten Klasse zwar beim Sportunterricht nicht mehr mit machen, aber das störte mich nicht und – was ebenso wichtig war – meine Freunde auch nicht. Von ihnen wussten eigentlich schon immer alle Bescheid, die einen etwas besser als die anderen, aber zumindest wussten alle, dass ich nicht so ganz gesund bin. Das war nie für jemanden ein Problem und ich wurde deshalb auch nie schlecht bzw. anders behandelt oder gar gemobbt. Im Gegenteil, wenn es mir nicht so gut ging, haben sie mich immer unterstützt und nahmen Rücksicht darauf, dass ich vielleicht nicht so schnell kann wie sie.

Mit zwölf oder dreizehn Jahren musste ich dann mit einer *Sauerstoff-Therapie* beginnen, was anfangs schon ein Schock für uns war. Doch musste ich diesen die ersten Jahre immer nur nachts nehmen, sodass das eigentlich niemandem auffiel und auch nicht weiter störte. Später brauchte ich diesen dann aber auch tagsüber bei größeren Anstrengungen, später, das letzte Jahr vor meiner Transplantation, dann fast den ganzen Tag. Trotz allem habe ich bis zu der Operation ein lebenswertes Leben geführt, zusammen mit meiner Familie und meinen Freunden, die alle immer für mich da waren und da sind. Ich habe ganz normal die Schule beendet, Abitur gemacht, den Führerschein bestanden und sogar zwei Semester studiert. Das alles, obwohl ich, vor allem gegen Ende, doch eine große Anzahl von Fehlstunden hatte. Ich habe mich immer durchgekämpft und Klasse für Klasse geschafft, musste keine wiederholen oder Ähnliches. Das war für mich alles selbstverständlich, was es, wie ich dann erst später erfuhr, aber gar nicht ist. Es gibt andere Patienten mit der gleichen Erkrankung, die bei Weitem nicht so viel geschafft haben. Das liegt in den meisten Fällen eben daran, dass es bei Mukoviszidose ganz unterschiedliche Verläufe gibt. Ich habe Patienten kennengelernt, denen es mit über dreißig noch gut geht und die ganz normal im Leben stehen, na ja, bis auf kleine Einschränkungen, aber auch einige, denen es im Kindesalter schon sehr schlecht geht, schlechter als mir direkt vor meiner Operation.

Auch in meiner Freizeit war ich immer sehr viel mit Freunden unterwegs, abends oder am Wochenende, immer auf Partys, Festen, im Kino oder sonst wo. Auch wenn es mir mal nicht so gut ging, habe ich versucht, alles mitzunehmen. Manchmal musste ich die Sache dann eben etwas langsamer angehen lassen, aber darauf haben meine Begleiter immer Rücksicht genommen.

Alles in allem möchte ich mich also nicht beschweren, denn es gibt immer Menschen, denen es schlechter geht als einem selbst …

Die Entscheidung

Meine Entscheidung, die Transplantation zum damaligen Zeitpunkt in Angriff zu nehmen, fiel quasi über Nacht. Prinzipiell für die *TX* war ich schon immer gewesen, ist sie doch die einzige Chance, die wir CFler haben, wenn wir überleben wollen. Jeder ist irgendwann an dem Punkt angelangt, an dem ihm nur noch ein neues Organ helfen kann. Bei dem einen ist das früher, manchen geht es besser und sie stehen vor dieser Entscheidung erst später. Wie gesagt, mir war immer klar, dass ich das mache, schließlich hat man nur ein Leben, und dieses wollte ich auch leben, keine Frage. Bedenken hatte ich nie, klar wusste ich, was alles schiefgehen kann, was passieren kann und was nicht. Angst hatte ich aber keine, für mich war und ist es eine zweite Chance, die ich im Leben bekomme. Und diese gilt es zu nutzen. Ich kenne ein paar Mitpatienten, die erst zögerten, meist aus Angst, andere haben sich einfach dagegen entschieden, vielleicht auch aus religiösen Gründen, was weiß ich.

Nur das „Wann" stand immer so im Raum. Wann ist der richtige Zeitpunkt zu sagen: „So, jetzt muss es sein."? Diesen zu erwischen, ist wirklich sehr schwer, doch in meinem Fall hab' ich da wohl alles richtig gemacht. *Aktiv gelistet* wurde ich schon im November 2005. Bei dieser „normalen" Listung war es jedoch noch nicht erforderlich, im Krankenhaus aufgenommen zu werden und die Wartezeit dort abzusitzen. Wäre es nach meinem Heidelberger Arzt gegangen, hätte ich mich schon wesentlich früher listen lassen sollen. Doch ich war immer dagegen, dachte, es geht doch noch einigermaßen, die Antibiotika halfen immer noch und ich hatte immer wieder gute Phasen.

Das letzte Jahr war dann aber alles andere als gut gelaufen. Diese guten Phasen wurden immer kürzer, meist hielt die Wirkung der vierzehntägigen Antibiotika-Therapie nur wenige

Tage an, anfangs waren es mal knapp zwei Wochen, dann eine Woche, manchmal merkte ich nach zwei bis drei Tagen schon wieder eine Verschlechterung. Ich war also fast nur noch an der Nadel, war immer sehr schlapp, konnte kaum noch etwas mit meinen Freunden unternehmen. Außerdem hatte ich mittlerweile fast rund um die Uhr *Sauerstoff*, nicht wie früher nur nachts, auch den ganzen Tag. Ohne ging es kaum noch, in Ruhe ging es zwar einigermaßen, aber unter Belastung keine Chance. Schon das Treppensteigen hoch in mein Zimmer war täglich eine Qual. Zum Ende hin kam ich kaum noch runter, bekam mein Essen hoch gebracht. Zu der Zeit war ich mit meinem Gewicht auch ziemlich runter, auf ca. 45kg, war dementsprechend sehr schlapp und habe viel geschlafen.
Vom Studium brauche ich gar nicht anfangen, das hatte ich mittlerweile abgebrochen. Das erste Semester Ende 2005 hatte ich noch ganz gut geschafft, aber zum Wintersemester war es dann schon fast zu spät. Ich ging nur noch zu einer Vorlesung hin, das nur einmal die Woche, und das schaffte ich schon nicht immer. Ich wollte dann erst noch ein Fernstudium anfangen, aber das habe ich wieder verworfen, meine Gesundheit hatte nun erst mal Vorrang. Hier war es wirklich schon fünf vor zwölf und ich durfte nicht noch mehr Zeit verschwenden.
Es war einfach kein Leben mehr so, also sagte ich mir, jetzt musst du das durchziehen. Geh' nach Berlin, lass' dich *HU-listen* und mach' das Beste daraus. Aus Vorgesprächen wusste ich, dass die Wartezeit im Moment im Durchschnitt bei einem halben Jahr lag. Gut, ein halbes Jahr ist lange, aber da musste ich eben durch. Anfangs hoffte ich sogar, zu meinem Geburtstag Ende September wieder zu Hause zu sein, als dieser schließlich vorüber war, war Weihnachten mein nächstes Ziel. Doch auch daraus sollte nichts werden.
Meine Entscheidung fiel am 20.05.06, ich gehe nach Berlin. Also klärte ich alles mit meinem Arzt aus Heidelberg ab, der berief mich zwei Tage darauf gleich in die Klinik, um dort

alles vorzubereiten. Ich setzte meine Familie über meine Entscheidung in Kenntnis, sagte all meinen Freunden Bescheid und lud diese zum Abschied noch mal zu mir ein. Es kamen auch alle, sie haben mich dann auch noch einmal in Heidelberg besucht. Das war für eine lange Zeit das letzte Mal, dass ich einige gesehen hatte.

Das Warten in Berlin

Am 30.05.06 ging es dann ab nach Berlin, für eine sehr lange Zeit. Meine Eltern haben mich von Heidelberg nach Berlin gefahren und blieben noch ein paar Tage bei mir.
Zu jenem Zeitpunkt war die Klinik noch in Heckeshorn am Wannsee. Eine sehr schöne, ruhige Gegend, die Klinik lag fast mitten im Wald, rings herum Bäume, wirklich eine angenehme und erholsame Atmosphäre.
Es dauerte nicht lange, bis ich mich auf der Station zurechtgefunden und eingelebt hatte. Die Schwestern und Ärzte kannte ich zum großen Teil ja schon von meinen vorherigen Besuchen, schließlich kam ich seit über fünf Jahren zu den regelmäßigen Kontrollen hierher.
Warum ich gerade nach Berlin bin, fragen sich jetzt sicher einige, nun ja, zumindest diejenigen, die wissen, wo ich herkomme. Mein damaliger Arzt in Mannheim hatte eine Zeit in Berlin gearbeitet und stellte damals den ersten Kontakt her. Zwar wäre es von der Entfernung natürlich besser gewesen, wenn ich mich beispielsweise hätte in Frankfurt listen lassen. Doch wollte ich nach fünf Jahren nicht mehr die Ambulanz wechseln, außerdem hat man in Berlin wesentlich mehr Erfahrung, gehört das Deutsche Herzzentrum doch mit zu den größten Transplantationszentren in Deutschland, neben Hannover und München.
Bereits nach wenigen Tagen lernte ich andere Patienten kennen, die teilweise auch auf ein Spenderorgan warteten. Bei meiner Ankunft waren wir, glaube ich, zu dritt, sprich drei Patienten, die fest stationär waren, um zu warten. Diese Zahl schwankte während den neun Monaten doch sehr stark, zeitweise waren wir, glaube ich, mal gleich sieben. Was immer wieder zu Problemen in Sachen Bettenverteilung führte, denn daran mangelte es ständig. So mussten immer wieder Patien-

ten das Zimmer wechseln, wurden hin- und hergeschoben. Bei mir verhielt sich das etwas anders, „dank" eines multiresistenten Keimes *(MRSA)* hatte ich immer ein Einzelzimmer. Hat also alles auch seine guten Seiten.
Es war wirklich ein sehr heißer Sommer und nach meiner ersten Woche stand auch schon die Fußballweltmeisterschaft auf dem Programm. Ideal also, um andere Mitpatienten kennenzulernen. Wir haben die Spiele meistens zusammen im Gemeinschaftsraum geschaut, oft haben auch die Schwestern und Ärzte mitgefiebert, immer sehr lustig. Bis auf das Halbfinale, da war der Spaß dann zu Ende, aber darauf muss ich hier, denke ich, nicht näher eingehen.
Unser aller ständiger Begleiter war der hiesige Pizzaservice. Es gab wirklich Zeiten, an denen wir jeden Abend bestellt haben. Ich glaube, unsere Station war dort bester Kunde. Abwechslung gab es auch, denn ständig flogen bei uns neue Flyer von anderen Lieferservices herum. Am Telefon kannte man uns teilweise schon mit Namen und auch bei den Lieferanten waren wir nicht unbekannt. Nachdem die meisten von uns transplantiert waren, mussten die wahrscheinlich teilweise Konkurs anmelden, da das Krankenhaus als Besteller ausfiel. Die ständige Bestellerei erklärte dann auch bei mir die doch gute Gewichtszunahme während meiner Wartezeit. Kam ich noch mit mageren 46 kg im Mai 2006 nach Berlin, brachte ich vor meiner Operation gut 52 kg auf die Waage. Das Polster hat sich wirklich ausgezahlt, denn nach den ersten Tagen auf der Intensivstation war ich wieder auf 47 kg runter. Was wäre wohl gewesen, hätte ich nicht so viel zugenommen vor der Operation, dann hätte ich das alles sicherlich nicht so gut überstanden.
Dass wir ständig beim Pizzaservice bestellt haben, lag jedoch nicht daran, dass das Essen im Krankenhaus nicht geschmeckt hat, zumindest in meinem Fall. Ich war mit dem Essen eigentlich immer sehr zufrieden, zumal man als CF-Patient noch einige zusätzliche Gerichte bestellen konnte. Diese wurden

dann zwar nach dem Umzug der Klinik durch Tiefkühlkost ersetzt, aber auch die war durchaus genießbar. Auch wenn ich einer der wenigen war, die mit dem Essen zufrieden waren. Geschmeckt hat es immer, sollte man nicht glauben, wenn man an Krankenhausessen denkt, war aber so.

Wirklich langweilig wurde mir während der gesamten neun Monate nun wirklich nicht. Neben der Tatsache, dass man mit den ganzen Untersuchungen und Therapien ja schon genug zu tun hatte, gab es doch immer etwas, mit dem man sich die Zeit vertreiben konnte. Wir Patienten haben oft zusammen gesessen und uns einfach nur unterhalten, über Gott und die Welt, Erfahrungen ausgetauscht und so weiter. Das war für mich so eine ganz neue Erfahrung, hatte ich vorher eigentlich mit keinem anderen CF-Patienten Kontakt. Zwar war ich zu Hause auch oft im Krankenhaus, aber da hab' ich den Tag eigentlich immer alleine auf dem Zimmer verbracht, außerdem gab es da keine anderen Mitpatienten in meinem Alter. Hier konnte ich mich mit den anderen ganz anders unterhalten, schon alleine weil sie die gleichen Probleme hatten wie ich und wussten, von was ich spreche.

Während der langen Zeit hatten wir immer wieder wechselnde Schüler und Praktikanten, die auch wirklich immer alle klasse drauf waren. Mit zweien haben wir im Sommer zu deren Abschluss sogar gegrillt, das war echt 'ne klasse Aktion. Zugleich war es das einzige Mal, dass ich 2006 gegrillt habe und das, wo ich es liebe zu grillen!

Auf meine Familie musste ich trotz der großen Entfernung glücklicherweise nicht verzichten. Nicht nur, dass wir jeden und wirklich jeden Abend telefoniert haben, immer um 19 Uhr, haben sie mich auch alle vier Wochen besucht. Oft war mein Bruder auch dabei, das war dann immer besonders schön. Sie kamen immer über das Wochenende, wir waren dann gemeinsam essen, einkaufen und solche Sachen. So hat-

te ich wenigstens immer mal etwas Abwechslung vom tristen Klinikalltag. Auch an meinem Geburtstag und an Weihnachten waren sie da, also waren wir in den wichtigsten Momenten im Jahr zusammen.
Richtig überrascht haben mich einmal meine drei engsten Freunde, als sie im Sommer plötzlich in meinem Zimmer standen. Damit hatte ich wirklich nicht gerechnet. Das war ein sehr schönes Erlebnis und ich werde es ihnen nie vergessen! Sie sind die ganze Strecke nach Berlin gefahren, was immerhin gut 600 km sind, und sind dann ein paar Tage geblieben. War echt sehr schön! Neben ihnen haben mich auch noch ein paar andere Freunde besucht, denen ich wirklich sehr dankbar dafür war und bin. Sowieso haben mich alle trotz der langen Zeit und Entfernung nicht vergessen und sich immer wieder gemeldet, gefragt, wie es mir geht. Auf diesem Wege waren sie doch immer bei mir. Es war schön zu merken, dass man doch so gemocht wird und dass sich alle ihre Gedanken um einen machen!
Ende September, genau das Wochenende vor meinem Geburtstag, stand dann der schon seit Monaten geplante Umzug der Klinik an. Er war seit Anfang des Jahres schon so oft verschoben worden, dass schon keiner mehr daran geglaubt hat, dass es überhaupt mal noch klappt. Die Klinik am Wannsee wurde geschlossen und alle Bereiche in andere Teile von anderen Kliniken verlegt. Die Station H2, auf der ich mich aufhielt, zog es dann nach Steglitz in einen riesigen Betonklotz, viel steriler und unansehnlicher als die alte Klinik am Wannsee. Schön sollte es mit der Zeit hier aber doch werden. Vom Balkon der neuen Station aus hatte man einen wunderbaren Blick auf die Berliner Innenstadt, was vor allem an Silvester dann ziemlich klasse war. Außerdem waren wir hier nicht so abgeschnitten von der Außenwelt, es gab einige Geschäfte um die Klinik herum, eine Cafeteria, die den ganzen Tag geöffnet hatte, und einen Kiosk, bei dem man eigentlich alles fand, was man so braucht.

So ging alles eigentlich ziemlich fix über die Bühne, zwei Tage vor Umzug wurde alles gepackt und alle, die konnten, haben mitgeholfen. In den Gängen stapelten sich Umzugskartons und allerlei Kram. Samstag dann pendelten die Umzugswagen zwischen den Kliniken hin und her, wir Patienten wurden einer nach dem anderen mit dem Krankenwagen abtransportiert. Auf der neuen Station hatten wir uns schnell zurechtgefunden, auch wenn es etwas dauerte, bis man sich an die neuen Plätze der einzelnen Dinge gewöhnt hatte. Wir Patienten hatten jedoch anfangs keinen Raum für uns, wie es in der alten Klinik war. Das hatte zur Folge, dass wir uns meistens auf dem Gang rumgetrieben haben, sehr zum Leidwesen der Schwestern.
Leider hatten die neun Monate auch ihre Schattenseiten. Während der ganzen Zeit gab es immer wieder auch Patienten, die den Kampf verloren haben. Natürlich ist es normal, dass im Krankenhaus Menschen sterben, aber wenn man live vor Ort ist und alles mit bekommt, ist das noch mal was ganz anderes. Es waren, glaube ich, über zehn Patienten während meiner Zeit, einer sogar an Heiligabend, das war dann noch mal 'ne Ecke schlimmer, vor allem für die Schwestern. Die meisten der Patienten kannte ich zwar kaum, trotzdem ging einem das nahe. Es war immer wieder erschreckend zu sehen, wie schnell es am Ende doch gehen kann. Auch davon darf man sich nicht entmutigen lassen, es geht immer weiter im Leben, so abgedroschen das nun auch klingen mag.
In der Zeit habe ich wirklich sehr viele, neue nette Leute kennengelernt. Einige von ihnen kamen während meines Aufenthalts drei-, viermal und öfter, eben immer nur zur Therapie und nicht wie ich, um sich listen zu lassen. Das ist eines der guten Dinge, die ich aus der Zeit mitnehme, neue Bekanntschaften, aus denen in manchen Fällen auch echte Freundschaften wurden. Eine der besonderen Personen war Sarah …

Sarah

Es war Ende November, als wir uns das erste Mal bewusst gesehen haben. Ich kannte sie zwar vom Namen her und aus Erzählungen von Martin, aber gesehen hatte ich sie zuvor nur ein Mal ganz kurz, das war damals noch in Heckeshorn am Wannsee, bevor die Klinik nach Steglitz umgezogen war. Sie kam Martin besuchen, kannte ihn auch aus dem Krankenhaus. Er war damals wohl scharf auf sie gewesen, aber sie hatte zu dem Zeitpunkt eher wenig Interesse. Seitdem war sie auch nicht mehr stationär, es ging ihr eigentlich recht gut.
Wie gesagt, es war Ende November, vormittags, ich stand am Tresen und las die Zeitung, na ja, zumindest tat ich so als ob. Da rauschte Sarah draußen an mir vorbei und funkelte mich mit ihren blauen Augen an. Im ersten Moment brachte ich nicht mehr als ein „Hey" heraus, doch dann war sie schon wieder auf ihrem Zimmer verschwunden. Anfangs war sie immer recht scheu, war eigentlich immer alleine auf ihrem Zimmer und ließ sich nur selten draußen auf dem Gang blicken. Sie hatte einen rosa Pulli an, so viel weiß ich noch. Zu dem Zeitpunkt war mir noch nicht klar, was mir diese Frau einmal bedeuten würde ...
Es war dann, glaube ich, am gleichen Tag, abends, Martin, ein paar andere Patienten und ich saßen mal wieder auf dem Gang vor dem Schwesternzimmer und quatschten. Da kam Martin auf die Idee, Sarah doch einfach mal dazu zu holen. Gesagt, getan. Kurze Zeit später saß sie bei uns. Es war in der Zeit, in der es auf der Station gegenüber gerade eine wirklich süße Schülerin gab, Natascha, der derzeit mein ganzes Interesse galt. Ich hatte schon ein paarmal in der Küche mit ihr gequatscht, sie war echt süß! Auch an dem Abend hatte sie Dienst und tauchte plötzlich in der Küche auf. Marie, auch eine Patientin, hatte wohl mitbekommen, dass sie mir gefiel und machte

mich unauffällig darauf aufmerksam, wer da gerade in der Küche stand. Sie hatte den Namen „Natascha" gerade erst ausgesprochen, schon war ich von meinem Sitz gesprungen und in die Küche gerast. Was macht man(n) nicht alles. Ich war dann also erst mal weg in der Küche und unterhielt mich mit ihr, was glaube ich, auch das letzte Mal war. Als ich wieder herauskam, waren alle verschwunden. War ich wirklich so lange in der Küche?! Sarah war noch da, sie saß nur hinten am Fenster auf dem Gang und war mit ihrem Handy beschäftigt. Ich setzte mich zu ihr und entschuldigte mich erst mal für mein schnelles Verschwinden zuvor, was eigentlich nicht meine Art ist. Wir kamen sehr gut ins Gespräch, sie erzählte mir von ihrer Arbeit, was sie macht und so weiter. Sie war (bzw. ist) wirklich 'ne Hübsche, das fiel mir zumindest gleich auf. Wir haben uns dann noch lange unterhalten und sie hat sich geschickt meine Handynummer besorgt. Sie hatte irgendein Problem mit dem Verschicken von MMS, also bot ich ihr an, dass wir das mal probieren. Ich gab ihr also meine Nummer, ich bekam ihre, und so nahm alles seinen Lauf ...
Bei unserem Zusammensitzen zuvor mit den anderen Patienten kamen wir auf die Idee, dass wir doch abends mal was spielen könnten. Davon waren auch alle ganz begeistert, nur Meister Martin nicht wirklich. Am Abend haben wir dann doch nicht mehr gespielt, irgendwann gingen Sarah und ich dann auf unsere Zimmer und für mich war der Abend erst mal gelaufen, eigentlich ein ganz normaler Abend.
Am nächsten Abend haben wir dann doch noch gespielt. Martin hatte keine Lust, wenn ich mich recht erinnere hat Sandra noch mitgespielt. Wir saßen zu dritt also hinten in der Ecke und hatten wirklich Spaß. Sarah und ich haben uns ständig gegenseitig rausgeworfen und jedes Mal wenn es sie traf, funkelte sie mich mit ihren Augen an. Wir haben uns nur geneckt gegenseitig und Sandra hatte so freies Spiel, hat, glaub' ich, auch gewonnen. Wir hatten also wirklich einen sehr schö-

nen Abend und spielten am darauffolgenden auch wieder, diesmal konnten wir sogar Martin zum Mitspielen überreden. Es war ihr letzter Abend, am kommenden Tag wurde sie entlassen. Das Spiel lief ab wie gestern, wir zwei warfen uns immer wieder gegenseitig raus, keiner kam wirklich voran. Später kamen dann noch die anderen zu uns und wir saßen den ganzen Abend auf dem Gang, quatschten und lachten, gegen Ende etwas zu laut, dass uns die Schwester immer wieder ermahnte. Sarah saß neben mir und wollte ihre Füße ausstrecken, was ich mitbekam und ihr anbot, sie doch auf meinen Schoß zu legen. Das wollte sie dann aber doch nicht. Wir gingen dann auch beide irgendwann auf unsere Zimmer, es war gegen drei Uhr morgens, als wieder mein Handy piepste: Sarah. Wir schrieben ein paarmal hin und her.
Das ging die Nacht dann noch ein paar Mails weiter, bis wir uns dann am Morgen verabschieden mussten. Ich weiß noch, ich kam nach dem Frühstück aus meinem Zimmer und da saß sie schon draußen vor der Tür und unterhielt sich etwas mit Martin. Ich streifte ihr im Vorbeigehen über den Rücken und hatte erst noch was zu erledigen. Als ich zurückkam, setzte ich mich zu den beiden und kam mit ihnen ins Gespräch. Später sagte mir Martin einmal, was mir doch einfalle, einfach in ein Gespräch zu platzen. Doch sie sah das nicht so, sie war froh, dass ich da war. Nach und nach kamen dann noch ein paar andere Patienten zu uns, wir setzten uns nebeneinander an den Rand des Flurs. Sie war schon fertig mit Packen und wartete auf ihren Freund, der sie abholte.

Wir hatten abgemacht, dass sie mich freitags, heute war Montag, besuchen kommt, weil sie da einen Termin in der Ambulanz hatte. Es war, wenn ich mich recht erinnere, ziemlich kühl an diesem Tag, trotzdem kam sie im sexy Rock und hohen Schuhen. Sie sah einfach klasse aus! Wir sind dann zusammen spazieren gegangen durch den Park auf dem Gelände

und haben uns angeregt unterhalten, vor allem aber viel zusammen gelacht. Als wir zurück ins Haus gingen, haben wir uns noch unten vor den Fahrstühlen auf die Bank gesetzt. Wir scherzten über die Leute, die an uns vorbeikamen, und erzählten über dies und das. Es war gerade Schichtwechsel auf Station bei uns, sodass ein paarmal Schwestern von uns an uns vorbeiliefen. Die lächelten nur und gingen, ohne die Situation zu kommentieren, an uns vorbei.
Auch hatten wir so viele Gemeinsamkeiten, viele Kleinigkeiten. Wir verstanden uns vom ersten Tag an ohne Worte, wussten meistens, was der andere denkt.
Sie musste immer mit dem Bus und der U-Bahn fahren, daher konnte sie leider nicht mehr so lange bleiben. Zumindest war sie dann Freitag schon wieder da, erst in der Ambulanz und dann bei mir. Die Treffen mit ihr waren immer wunderschön, beim nächsten Mal verabredeten wir uns zum gemeinsamen Shoppen, sie wollte sich neue Schuhe kaufen. Ich glaube, wir waren in vier Schuhgeschäften, gefunden hat sie allerdings nichts. Ich ging geduldig mit von Laden zu Laden, warum auch nicht, ich hatte mich wirklich in sie verliebt. Ich hätte alles für sie getan.
Von da an trafen wir uns sehr häufig, es gab Zeiten, da war sie drei, vier Tage hintereinander bei mir.
Mein ostdeutscher Freund Martin kam mit dieser Situation überhaupt nicht klar, auch wenn er das nie zugab und auch nie zugeben wird. Sie hätte einen Freund und ich hätte da eh keine Chance. Wahrscheinlich war es einfach gekränkte Eitelkeit. Zumindest redeten wir in der Zeit, in der ich mit Sarah zusammen war, kaum miteinander, ich versuchte es ein paarmal, aber er blockte ab, machte auf eingeschnappt.
Zum Nikolaus hatte ich mir dann ein besonderes Geschenk für sie ausgedacht. Ihr Lied. Das Lied, das wunderbar zu ihr passte und das wir andauernd gehört hatten. „Die Eine" von „Die Firma". Die CD gab es nicht mehr zu kaufen, also muss-

te ich sie mir über das Internet besorgen, was kein Problem war. Zumindest hat sie sich wirklich sehr darüber gefreut, sie mochte das Lied wirklich. Sarah war meine „Eine“.
Mitte Dezember kam Sarah dann wieder stationär, es ging ihr nicht so gut. Wir trafen uns auch wieder auf meinem Zimmer, wollten uns die Zeit mit irgendwelchen Gesellschaftsspielen vertreiben.
Die zwei Wochen, in denen sie nun auf Station war, waren wirklich eine sehr schöne Zeit. Jeden Morgen kam sie schon nach dem Frühstück zu mir oder ich zu ihr und wir verbrachten eigentlich den ganzen Tag miteinander, bis sie meist spät abends erst wieder auf ihr Zimmer ging. Sogar ihre Therapie machte sie bei mir im Zimmer, was auch die Schwestern schon das ein oder andere Mal zum Schmunzeln brachte.
Dann ein Ereignis, dass uns nur noch enger zusammenschweißte. Es war früh am Morgen, gegen fünf Uhr am 21.12.2006. Annette hatte Nachtdienst und weckte mich auf, das Herzzentrum hatte angerufen. Ich kam gerade zu mir, blickte noch gar nicht so richtig, was überhaupt los war. Mit ihrer sanften Stimme erklärte sie mir alles, machte dann auch das Licht an und ich war wach. Sie sollte Sarah wecken, derweil telefonierte ich mit meiner Familie. Die konnten sich denken, was los ist, wenn um diese Zeit das Telefon klingelt. Sie waren aufgeregter als ich, daran kann ich mich noch gut erinnern. Gerade hatte ich wieder aufgelegt, da kam auch schon Sarah und nahm mich in den Arm. Derweil hatte ich auch schon meine Rund-SMS, die ich vorsorglich schon getippt und gespeichert hatte, an all meine Freunde geschickt, auch an Mike, der dann kurze Zeit später auch bei mir im Zimmer saß. Ich bat dann beide, mir mal noch kurz meine Ruhe zu lassen, ich musste noch packen. Sarah ging mit zu Mike, sie war mit den Nerven runter. Ich nicht. Ich war ganz ruhig.
Als ich alles beisammen hatte, ging ich zu den beiden in Mikes Zimmer, setzte mich auf das andere Bett und sie sich zu

mir. Sie hatte Angst, Angst vor dem, was passieren könnte. Ich erzählte ihr, dass ich ihr morgen noch Blumen kaufen wollte und lächelte sie an. Das war ein nahezu sagenhafter Moment. Kaum hatte ich das gerade ausgesprochen, schauten Mike und ich uns an, zögerten kurz und fingen beide wie wahnsinnig an zu grinsen. Wir hatten exakt dasselbe gedacht. Sarah verstand die Welt nicht, also klärte ich sie auf. Ich sagte mit einem Lachen auf den Lippen: „Tja, jetzt pass' nur auf, dass du mir morgen keine Blumen kaufen musst!“ Dieser schwarze Humor war für sie in dieser Situation einfach zu viel, die Tränen standen ihr in den Augen. Dann kamen auch schon die Sanitäter, Sarah wollte mit, konnte aber nicht. Der Doc meinte, das ginge nicht wegen der Versicherung und so. Aber es war o.k., ich wusste, sie ist in Gedanken bei mir. Wir verabschiedeten uns und ich bat Mike, auf sie aufzupassen. Im Krankenwagen schickte sie mir dann noch eine MMS mit einem Bild von uns. In der Klinik angekommen, musste auch alles ganz schnell gehen, alles war genau geplant. Die Schwestern waren wirklich gut organisiert, sie kannten das Prozedere schließlich. Es ging zum Röntgen, anschließend in den Vorbereitungsraum. Hier gab es eigentlich alles Nötige: Toilette, Dusche, Bett, Wanne etc. Nach dem Entkleiden stand als Erstes das Rasieren auf dem Programm. Eine komische Situation, war mir aber nicht unangenehm, das darf es einem auch nicht sein. Die Mädels sind das gewohnt. Also haben sich zwei Schwestern mit Rasierern bewaffnet an die Arbeit gemacht. Man wird wirklich überall rasiert, außer dem Haupthaar kommt alles ab. Wirklich alles! Das Gesicht durfte ich mir selbst rasieren. Danach ging es noch schnell unter die Dusche, alle letzten Haare loswerden, bevor es ans Desinfizieren ging. Das war eine etwas ekelige Angelegenheit. Dieses Braunol, so heißt das Desinfektionsmittel, riecht abscheulich und hat eine schreckliche braune Farbe. Und damit bekommt man dann den ganzen Körper eingerieben. Danach OP-Hemd an und ab ins Bett.

Am Ende hatte es dann doch nicht sein sollen: nach der Vorbereitung auf die OP und der langen Wartezeit, in der ich übrigens wirklich schlafen konnte, kam die Ernüchterung. Ein anderer Patient hatte das Organ bekommen. Mittlerweile war es nach neun Uhr morgens, ich bekam sogar noch Frühstück und wurde dann wieder abgeholt. Ich hatte schon allen Bescheid gegeben, dass es nicht geklappt hat, und hatte mich damit abgefunden. Es war eigentlich nicht verkehrt so ein Probelauf. Nun wusste ich, wie alles abläuft, und war für das nächste Mal vorbereitet. Auf Station wurde ich schon empfangen, alle dachten, ich sei total am Ende, doch dem war nicht so. Ich kam zurück auf mein Zimmer, Sarah war noch mit Mike unterwegs, aber beide hatten mir auf meinem Bett ein Geschenk zur Begrüßung da gelassen. Echt lieb von den beiden, es waren Gummibärchen und eine große Tafel Schokolade, auf die sie mit Edding „Willkommen zurück“ geschrieben hatten. Ich musste erst mal duschen, zog dann mein neues Shirt mit der Aufschrift „My Ego is bigger than yours“ an, was in dieser Situation genau passte, wie ich fand. Nachdem ich gegessen hatte, kam Sarah auch schon zurück, wir gingen auf ihr Zimmer und waren einfach nur froh, dass alles gut war.
Das kuriose meines ersten Fehlalarmes war, dass ich es quasi vorhergesehen habe. Am Abend zuvor hatte ich mit Sarah eine kleine Meinungsverschiedenheit, über die ich mich im Nachhinein ziemlich aufgeregt habe und mir dachte, jetzt wäre ein perfekter Zeitpunkt für einen Alarm. So kam es dann auch …

Wir verbrachten wirklich zwei sehr schöne Wochen gemeinsam in der Klinik. Für mich gab es eigentlich nichts anderes mehr und mein bisheriger Tagesablauf, der zum großen Teil aus fernsehen bestand, war dahin. Ich guckte nicht mal mehr meine ganzen Serien, gut, GZSZ schaute ich immer noch, aber das war es dann auch schon. Für mich gab es nur noch diese eine Frau.

Doch dann bekam ich erst mal einen Dämpfer. Sarah war gegangen, ein paar Tage vor Weihnachten. Aber was sollte ich machen. Zumindest rief sie mich an, es war, glaube ich, am zweiten Feiertag. An diesem Tag ging es mir eh schon nicht gut, es näherte sich wieder eine *IV-Phase*, Fieber bekam ich dann auch und kalt war mir sowieso. Aber mein schlechter körperlicher Zustand war nicht auf die Tatsache zurückzuführen, dass die Frau, die ich liebte, mir gerade endgültig klargemacht hatte, dass aus uns nichts werden wird. Es ging mir vorher schon nicht sonderlich gut. Aber das gab mir den Rest. Ich entschloss mich, ihr am selben Tag noch einen Brief zu schreiben. Darin stand eigentlich all das, was ich ihr schon eben am Telefon gesagt hatte. Zählte all die schönen Momente auf, die wir gemeinsam erlebt hatten. Und ich schrieb ihr, dass ich auf sie warten würde, bis zu dem Tag, an dem ich Berlin verlasse.
Der Tag war für mich gelaufen, Anna hatte Dienst und bekam mit, was los war. Mit Ute hatte ich da auch schon gesprochen und ihr mein Leid geklagt. Anna meinte, ich solle weinen, das würde helfen. Ich weine eigentlich nie, kann mich nicht erinnern, wann es das letzte Mal der Fall war, aber ich versuchte es. Es ging nicht. Ein paar Tränen konnte ich mir rausdrücken, aber mehr auch nicht. Obwohl mir zu mehr als nur zum Weinen zumute war. Ich schickte also den Brief ab, den sie zwei Tage darauf auch erhielt. In der Zwischenzeit hatte ich mir versucht, die Situation schön zu reden. Suchte nach allen Vorteilen, die es hatte, bzw. nach Nachteilen unserer Beziehung. Da wäre zum einen das Problem mit einem Keim, den ich hatte, den sie nicht bekommen durfte. Das war auch das Größte eigentlich, aber wir hatten mit den Ärzten gesprochen und auch eine passende Lösung gefunden. Dazu kam die Entfernung. Was machen wir, wenn ich das alles hier geschafft habe und zurück nach Hause gehe? Das Thema hatten wir schon öfter, und wie oft hab' ich gedacht, sie soll einfach mit kommen.

Nachdem sie meinen Brief gelesen hatte und ich mir so meine Gedanken machte, war ich zu dem Entschluss gekommen, das alles noch mal bei einem Treffen mit ihr zu klären. Sie war einverstanden und kam am Samstag darauf zu mir, ich glaube, es war der 30.12. Als sie kam, war alles anders als zuvor. Ihre Augen hatten dieses Leuchten verloren, sie sah nicht gut, aber vor allem unglücklich aus. Wir redeten noch mal über die ganze Situation und ich hatte mich eigentlich schon damit abgefunden, dass wir am besten Freunde bleiben sollten und es gut sein lassen. Wir versuchten also, uns normal zu unterhalten, redeten über meine geplante Party im kommenden Jahr und ich zeigte ihr auf meinem Notebook Bilder unseres letzten Events. Dabei kam sie mit ihrem Stuhl um den Tisch rum, dicht neben mich. Da war es auch schon wieder passiert, meine Hand berührte die ihre, ich legte meinen Arm um sie und alles, was ich mir vorgenommen hatte, war Geschichte. Ich wollte diese Frau, ich wollte sie nicht als Freundin, ich wollte sie als MEINE Freundin. Doch wie sollte es nun weitergehen? Morgen war Silvester und sie hatte zwei Karten für einen Club gewonnen, wo sie mit ihrem Freund hingehen würde. Davon ging ich dann auch aus, zwar war ich darüber alles andere als glücklich, aber was sollte ich machen.
Es war also Silvester, wir hatten für den Abend ein gemeinsames Essen mit Schwestern und Patienten geplant, wir wollten Raclette machen. Ich war mit meinen Gedanken natürlich ganz wo anders, konnte mich kaum auf etwas konzentrieren, ohne an Sarah denken zu müssen. Es ging auf den Abend zu, die anderen hatten schon mit den Vorbereitungen begonnen und ich wollte gerade zu ihnen stoßen. Ich kam raus auf den Gang und wer stand da und quatschte mit Eva und Martin? Sarah. Ich konnte es nicht glauben. Klar, ich hatte gehofft, dass sie noch kommt, aber daran geglaubt habe ich nicht mehr. Doch sie war da. Hier bei mir. Und sie kam nicht nur kurz vorbei, sie blieb hier. Es wurde auch wirklich ein schöner Abend, um 12

zum Jahreswechsel standen wir alle draußen auf dem Balkon, mit Blick auf die Berliner City. Um uns herum knallte überall das Feuerwerk, der Himmel leuchtete.
Gegen drei Uhr wollte sie dann gehen. Ich wollte, dass sie sich ein Taxi nimmt, aber da war nichts zu machen. Sie wollte mit dem Bus fahren, was mir angesichts der Tatsache, dass es dunkel war, Silvester und eh nur besoffene Typen draußen rumliefen, überhaupt nicht passte. Aber sie wollte ja unbedingt. Ich hatte kein gutes Gefühl, was sich dann auch bestätigte. Kurz bevor sie daheim war, rief sie mich an. Ich dachte schon, es sei etwas passiert, aber Gott sei dank war sie o.k. Ein paar Typen hätten sie in der Bahn angemacht und sie sei dann früher ausgestiegen. Jetzt solle ich am Telefon bleiben, bis sie zu Hause ankam, was ich natürlich auch tat.
Bei einem ihrer nächsten Besuche überraschte sie mich mit einem Geschenk. Sie hatte sich Tage zuvor alle Bilder von mir besorgt, die es von uns gab. Ich wusste da noch nicht, was sie vorhatte, aber natürlich bekam sie, was sie wollte. Sie brachte mir eine CD mit, auf die sie eine Präsentation gebrannte hat. Am Ende stand folgendes Gedicht:

WENN ES EINEN MENSCHEN GIBT

... der dich nimmt, wie du bist,
und immer nett zu dir ist,

den kein anderes Denken stört
und auch gerne deine Meinung hört,

der dich achtet und versteht
und alle Wege mit dir geht,

der ohne Lügen oder List
stets aufrichtig und ehrlich zu Dir ist,

der auf das Gute in dir baut
und dir grenzenlos vertraut,

der mit seinem Kummer zu dir eilt
und deine Sorgen mit dir teilt,

bist du mal traurig oder verstimmt,
der dich dann in seine Arme nimmt,

der sich aufs Wiedersehen freut
und dich zu lieben, nie bereut,

der ist ein wahrer Freund für dich,
darum lasse auch ihn nie im Stich

Wir verbrachten die ersten zwei Wochen im neuen Jahr zusammen, sie war oft bei mir und ich dachte, alles wäre wie vorher, wie vor Weihnachten. Bis sie dann ein geplantes Treffen absagte und sagte, sie habe die nächsten Tage keine Zeit. Das kam mir schon komisch vor und ich hatte kein gutes Gefühl. Auf meine Gefühle konnte ich mich bisher immer ganz gut verlassen, so auch dieses Mal. Sie schrieb mir in einer SMS, sie wolle mich treffen, aber nicht in meinem Zimmer, sondern in der Cafeteria. Da war für mich eigentlich schon alles klar, das könne nichts Gutes bedeuten.
Es war der 18.01., wir trafen uns um 11 Uhr in der Cafeteria. Ich war wie immer zu früh da und wartete auf sie. Sie kam etwas verspätet, hatte zuvor noch einen Termin in der Ambulanz gehabt. Wir setzten uns, und an ihren Augen konnte ich schon sehen, was los war. Sie sagte mir, sie habe sich, schon wieder, mit ihrem Freund ausgesprochen und sie wollen es noch einmal probieren.
Ich brauchte erst mal Abstand und sagte ihr, ich melde mich. Aber jetzt erst mal nicht. Und das tat ich auch nicht. Verges-

sen konnte ich sie aber auch nicht. Ich weiß noch, wie ich an diesem Tag zurück nach oben ging, wir verabschiedeten uns im Flur, ich drehte mich nicht mal mehr um. Ich ging oben ins Dienstzimmer der Schwestern, es war gerade Übergabe und sagte: „Mädels, ich bin wieder auf dem Markt." Mit diesen Worten verschwand ich auf mein Zimmer und wollte erst mal keinen sehen.

Das ging eigentlich auch alles ganz gut, ich kam klar. Verkriechen war noch nie mein Ding, den Kopf in den Sand stecken sollen andere, aber nicht ich. Nicht der Bohrmann! Das Leben geht weiter, es musste weitergehen. Und es ging auch weiter. Nach vierzehn Tagen hab' ich ihr dann eine SMS geschickt und wir haben uns verabredet, da sie eh einen Termin in der Ambulanz hatte. Wir trafen uns auf dem Gang, saßen erst dort und redeten über banale Dinge. Aber irgendwie war es wie früher, wir verstanden uns. Etwas distanzierter, aber o.k. Fr. Arendt, eine der Psychologinnen in Steglitz, hatte mir mal gesagt (ihr hatte ich auch alles erzählt), wenn wir wollen, können wir uns in ihr Büro setzen, auf neutralen Boden so zu sagen. Das taten wir dann auch. Wir saßen gemeinsam auf der Couch und versuchten, noch mal über alles zu reden. Wir haben uns gut unterhalten, waren sehr vertraut. Aber eines stand da schon fest, das mit uns wird nichts mehr, sie hatte sich entschieden. Ich weiß bis heute noch nicht, was wirklich der Auslöser war, bisher wollte ich sie das auch nicht fragen. Vielleicht ergibt sich irgendwann mal die Gelegenheit. Wir erzählten fast zwei Stunden. Wir wollten auf jeden Fall Freunde bleiben, das war ihr sehr wichtig, mir natürlich auch. Ich brachte sie dann noch zum Ausgang und unsere Umarmung zum Abschied war nicht einfach freundschaftlich. Dafür war sie viel zu innig und vor allem zu lang. Sie war die erste Frau, die ich wirklich geliebt habe. In die ich nicht nur verliebt war, das war ich schon öfter. Jetzt werden wieder viele sagen, man könne nach so einer kurzen Zeit

nicht von Liebe sprechen. Doch, man kann! Es war Liebe, da bin ich mir sicher.
Wir waren uns einig, den Kontakt bestehen zu lassen. Sie sagte mir, sie sei immer für mich da. Dass ich für sie da bin, wusste sie, ich hatte es ihr oft genug gesagt. Später sagte sie mir dann, dass es eigentlich noch zu früh war für ein Wiedersehen, es kam einiges wieder hoch. Wir haben uns in den kommenden Wochen nur noch selten gesehen oder haben getextet, was für uns beide aber, glaube ich, auch ganz gut war.

Dann kam der 4. Februar, der Tag meines zweiten Fehlalarms. Es war am Abend, gegen zwanzig Uhr, ich war gerade drüben im Physiotherapieraum, um mein allabendliches Workout zu machen. Plötzlich stand Matthias, mein Arzt, in der Tür, kam rein und fragte, was ich hier mache. Ich erklärte ihm mein Programm, er ließ mich seelenruhig erzählen, vormachen, probierte es dann sogar selbst aus. Ich sagte zu ihm: „Aber du bist doch nicht gekommen, um mir beim Sport zu zuschauen, oder?“ Mit der Vermutung lag ich goldrichtig. Er sagte mir, das Herzzentrum hätte angerufen, man hätte wohl ein passendes Organ für mich. Jetzt wurde mir auch klar, warum Heike vorhin, als sie mir den Schlüssel für den Raum gab, so genau wissen wollte, wo ich bin. Ich war überraschend ruhig.
Als Erstes hab' ich natürlich meine Eltern angerufen, als Zweites Sarah. Für sie war es keine Frage, sie kam. Das hatte sie mir zuvor schon versprochen. Wenn es so weit wäre, kommt sie, was sie auch tat. Ich packte meinen Kram, machte den anderen klar, was los ist, und wurde kurze Zeit später von zwei Sanitätern abgeholt. In der Klinik angekommen, musste ich auch nicht lange auf Sarah warten. Sie stand mir bei, was mir wirklich sehr geholfen hat. Eigentlich war ich ganz gut drauf, optimistisch wie immer, ich glaube, ihr ging die ganze Sache mehr an die Substanz als mir. Wir warteten und warteten, plauderten etwas, immer wieder mit Andeutungen an

unsere gemeinsame Zeit. Die Ernüchterung folgte auf den Fuß. Nach gut drei Stunden Warten kam die Ärztin und sagte uns, dass das Organ nicht zu gebrauchen wäre, es sei total vereitert, nichts zu machen. Das hat gesessen. Sarah nahm mich in den Arm, doch es war gut. Es war o.k. für mich, ich kam damit klar. Sie blieb noch kurz, musste dann aber auch wieder los. Ich war ihr sehr dankbar, dass sie in der Situation bei mir war. Ich rief meine Eltern an und sagte, was los ist. Zurück auf Station hatte ich dann mit der Sache abgeschlossen, ich hab' starke Nerven, das war kein Problem. Lieber so, als dass sie mir ein Organ einsetzen, das nicht zu hundert Prozent o.k. ist. Außerdem wusste ich, dass ich nun ganz oben auf der Liste stehe und es nicht mehr lange dauern kann. Dem war auch so, der dritte Alarm war genau am Valentinstag, wie passend. Der 14.02.2007 gegen 23.30 Uhr.
Es war für mich eigentlich kein besonderer Tag, einer wie jeder andere. Wir hatten wieder einmal beim Pizzaservice bestellt, ich wie immer einen Chickenburger mit Käse und ein Schokoladeneis. Ich war gerade kurz auf mein Zimmer verschwunden, um meine Infusion zu wechseln, als plötzlich Schwester Annette in der Tür stand. Sie sagte: „Es ist schon spät, ich habe Dienst, Matthias hat Dienst, was soll schon sein ...?" Da wusste ich schon, was los ist, es war wieder so weit. Das Herzzentrum hatte angerufen. Ich packte wieder meine Sachen, rief meine Eltern an und berichtete fix, was los war. Die konnten sich aber schon denken, was Sache ist, wer sonst ruft mitten in der Nacht an. Mittlerweile war es ja auch schon das dritte Mal, dass ich anrief, und wir hatten alle schon etwas Routine. Klar war es immer eine Ausnahmesituation, was sagt man in dem Moment, wie fassen sie es auf und und und ... Ich war eigentlich ganz ruhig, hatte ich das Spiel ja zuvor schon zweimal gespielt. Etwas mulmig war mir aber trotzdem. Dieses Mal jedoch konnte ich Sarah nicht erreichen. Ich probierte es wieder und wieder, bekam sie aber nicht ran.

Also schrieb ich eine SMS und kurz darauf rief sie mich an. Sie war gerade mit ihrem Freund im Theater gewesen, konnte daher nicht ans Telefon. Doch leider konnte sie dieses Mal nicht kommen. Es tat ihr wahnsinnig Leid und sie entschuldigte sich ein paar Mal, aber sie konnte ja nichts dafür. Sie musste am Morgen für eine Kollegin bei der Arbeit einspringen. Es war o.k., ich war ihr nicht böse, warum sollte ich auch.
Im Krankenhaus angekommen, wurde ich vorbereitet und wartete im Bett darauf, dass es losgeht, dass es diesmal endlich klappt. Ich bekam irgendwann meine Tabletten, die mein Immunsystem runterfahren sollten, und wurde in den Vorraum des OP-Saales geschoben. Auf dem Weg dahin schrieb ich Sarah meine letzte SMS. Sie sollte meine Eltern informieren und sie auf dem Laufenden halten, was sie auch tat. Hätte ich es nicht geschafft, wäre sie der letzte Mensch gewesen, dem ich geschrieben hätte. Aber es sollte alles gut werden ... Denn aller guten Dinge sind schließlich drei und beim vierten Mal wäre mir dann auch kein dummer Spruch mehr eingefallen. Etwas Kurioses hatte die Sache zudem. Bei allen drei Alarmen hatte der gleiche Arzt Dienst, beim ersten und dritten Mal dieselbe Schwester.

TX aus meiner Sicht

Piep – Piep – Piep ... mein Blickfeld ist noch etwas eingeschränkt, alles etwas verschwommen, meine Wahrnehmung ließ zu wünschen übrig. Aber was soll man auch nach einer Zehn-Stunden-Operation sowie einer weiteren kurzen Nachoperation erwarten. Wir schreiben den 16.02.07 gegen 13 Uhr, der zweite Tag nach der Operation. Langsam finde ich den Weg zurück ins Leben. Ein neues Leben. Ein Leben, für das ein anderer Menschen seines gelassen hat. Aber gut, dank dessen tragischer Umstände, die mir natürlich gänzlich unbekannt sind und mir auch nie jemand verraten kann, bin ich dazu in der Lage, diese Zeilen hier überhaupt zu verfassen.
Ich liege vollkommen verkabelt im Bett auf der Intensivstation im Deutschen Herzzentrum Berlin, Einzelzimmer. Wie sich das gehört für einen Kassenpatienten! Um mich herum versammelt natürlich meine Familie. Schön sie zu sehen, auch wenn ich am Anfang natürlich noch kaum was mitbekomme. Meine Mom und mein Dad halten meine Hände, mein Bruderherz ist auch da. Alle sind verkleidet mit Kittel, Handschuhe, Mundschutz und Haube, eigentlich sind nur ihre Augen zu erkennen. Aber die sagen schon alles. Wie froh sie sind, dass alles geklappt hat und dass es mir gut geht. Den Umständen entsprechend zumindest. Ich bekomme noch nicht alles mit, was um mich herum geschieht, aber eins weiß ich: ICH LEBE! Mehr wollte ich auch erst mal gar nicht wissen. Nach dem Aufwachen ist auch gleich eine Schwester da, um alle Werte zu kontrollieren, Nadine war es, glaub' ich.
An wie viele Kabel ich angeschlossen war, hab' ich selbst erst später auf den Fotos gesehen. Ich hatte jeweils einen Zugang an beiden Händen und Füßen, einen am Hals, einen Tubus, eine Nasensonde, einen Blasenkatheter – juhu – und vier Drainagen, jeweils zwei rechts und zwei links, die dazu die-

nen, dass das Wundsekret ablaufen kann. Meine Wunde unterhalb der Brust ist gut verklebt und lässt mich erst mal nichts erkennen. Um mich herum nur Maschinen und Geräte, das Piepsen hat mir da noch nicht so viel ausgemacht. Mein Mund war ganz trocken, trinken durfte ich noch nicht. Toll! Aber auch dem konnte Abhilfe geschaffen werden, dank solch feuchter Stäbchen, die so 'n bisschen nach Zitrone geschmeckt haben. Damit hat mir meine Mutter immer wieder den Mund befeuchtet, zumindest so gut man hinkam, da ich ja noch den Tubus zur Atemunterstützung hatte.

Apropos Atemunterstützung, *Sauerstoff* hatte ich auch noch in der Nase. Ich dachte eigentlich, den würde ich nicht mehr brauchen. Brauchte ich auch später nicht mehr, aber zu Anfang musste das noch sein. Ich versuche, mich wach zu halten, zu fragen, was los ist, wie alles gelaufen ist. Schwester Nadine bringt mich da mal kurz auf den neuesten Stand, beruhigt mich, alles sei in Ordnung. Ob damals gleich auch noch ein Arzt da war, weiß ich nicht mehr so genau. Zumindest habe ich gleich angefangen, zu fragen und zu fragen, was, wenn man berücksichtigt, dass ich wegen des Tubus nicht reden konnte, ein nicht so einfaches Unterfangen war. Aber für mich kein Hindernis. Ich habe gedeutet, mit dem Finger auf mein Bett geschrieben oder was auch immer. Lippenlesen kann man auch lernen, darin wurde meine Mutter mit der Zeit immer besser. Doch am Anfang war das noch ein kleines Problem. Aber meine Hände waren ja gesund, schreiben hatte ich auch gelernt in der Schule, also her mit dem Stift! Wir hatten vor der OP extra ein Buch gekauft, in das meine Mutter immer aufschreiben sollte, was passiert. Tagebuch führen also. Hat sie auch gut durchgezogen, wie man danach ja lesen konnte.

Ich begann also zu schreiben, was nicht so leicht war, wie ich es mir vorgestellt hatte. Alles etwas wackelig und am Anfang hab' ich ganze Wörter auf einer Stelle geschrieben, wodurch man das natürlich nur schwer entziffern konnte. Aber es wur-

de besser, von mal zu mal, und am selben Tag hab' ich schon ganze Sätze in mein Buch gekritzelt.
Auf meinem Arm hatte ich noch eine Erinnerung an den letzten Abend in Steglitz, wir hatten dort allerhand Blödsinn gemacht, wobei mir Julia, eine Mitpatientin, mit Edding einen Stern auf den rechten Unterarm gemalt hatte. Er war trotz duschen und desinfizieren noch immer zu sehen. Ich musste schmunzeln.
Nach einiger Zeit kam dann auch endlich die Frau, von der ich gehofft hatte, sie bald wiederzusehen. Sarah, die Frau, in die ich immer noch verliebt war, wobei ich aber wusste, dass das zwischen uns nichts mehr werden würde. Das hatte sie mir klargemacht und ich brauchte mir dahingehend auch keine Hoffnungen mehr zu machen, ihre Entscheidung war gefallen. Trotzdem fand ich es sehr schön, dass sie in dieser schweren Zeit für mich da war.
Sarah kam und ich gab meinem Bruder zu verstehen, dass sie uns doch mal ein wenig alleine lassen sollten. Das hat er auch gleich verstanden und ist mit meinen Eltern zum Essen gegangen. Sie setzte sich neben mich und ich nahm ihre Hand. Ich konnte auch in ihren Augen erkennen, wie froh sie war, dass alles so gelaufen ist, wie es ist. Ich schrieb ihr auch ein paar Zeilen, was, weiß ich nicht mehr genau. Aber wir verstanden uns auch ohne Worte, wie auch in der Zeit zuvor. Wir mussten uns nur anschauen und wussten, was der andere denkt. Auch hatte sie keine Probleme zu verstehen, wenn ich versuchte, etwas zu sagen oder zu deuten. Sie wusste eigentlich immer gleich, was ich zu sagen versuchte. Manchmal sogar besser als meine Familie. Ich weiß nicht mehr, wie lange sie da war, aber das war auch egal. Wichtig war mir, dass sie da ist, dass sie bei mir ist. Sie erklärte immer wieder, dass es ihr so Leid tue, dass sie am Abend, als ich geholt wurde, nicht kommen konnte. Entschuldigte sich immer wieder, was sie aber nicht musste. Ich verstand schon. Jetzt war sie ja da.

Am Abend kam dann meine Family wieder, Sarah verabschiedete sich, versprach aber wiederzukommen, was sie auch tat in den kommenden Tagen. Matthias, mein Bruder, verabschiedete sich an diesem Abend auch, er fuhr wieder zurück nach Ludwigshafen. Das wurde mir aber erst am nächsten Tag bewusst, an diesem Abend dachte ich noch, er kommt am nächsten Tag auch wieder. Aber da es um meine Auffassungsgabe noch nicht so gut bestellt war, kam das nicht so ganz bei mir an.
In der Zwischenzeit waren meine Eltern noch mal in Steglitz in der Klinik gewesen und hatten allen die Fotos gezeigt, die sie schon von mir gemacht haben. Mama erzählte mir, sie haben sich alle gleich drauf gestürzt und waren total interessiert, wie es mir geht und was alles passiert sei. Sie haben dann auch noch alle ein Foto zusammen für mich gemacht und mir 'ne Karte geschrieben. Das war echt schön, ich war total gerührt! Von ihnen kamen mich auch einige besuchen, Julia war mit Florian ein paarmal da, Ärzte und Physios aus Steglitz haben mich auch oft besucht.
Papa blieb noch 'ne Nacht da, meine Mutter blieb für die kommenden sechs Wochen bei mir in Berlin. Was mir auch sehr geholfen hat. Es war wirklich wichtig, sie in meiner Nähe zu haben, dass jemand für mich da ist in dieser schweren Zeit. Dieser Aspekt wird wohl oft unterschätzt, was ich an anderen Patienten sehe, die weniger oder gar keinen Besuch bekommen. Denen geht es meistens wirklich schlechter. Vielleicht ist es nicht ausschlaggebend. Das Wichtigste ist, dass das Organ passt und dass die Operation gut läuft. Aber der Kopf spielt eine sehr große Rolle, mehr als man sich denkt. Meine positive Einstellung zum Leben hat mir also auch hier wieder geholfen. Positiv denken bringt einen also doch weiter, ich hab' es immer gewusst.

Am kommenden Tag wurde dann auch schon mein Tubus gezogen, was gar nicht so schlimm, war wie ich dachte. Vor dieser Situation bzw. vor dem Tubus überhaupt hatte ich vor der OP ziemlich Schiss. Das war auch eins der wenigen Dinge, die mir Kopfzerbrechen bereitet hatten zuvor. Das kommt daher, da ich im Mund eh total empfindlich bin und schon nicht gerne zum Zahnarzt gehe, hab' so 'nen ekligen Würgereflex. Aber nun ja, schon komisch, wenn man bedenkt, dass mir das mehr Angst machte als die Operation an sich. Ist ja alles gut gelaufen, in ein paar Sekunden war das Teil raus und ich konnte endlich ohne atmen. Und sprechen konnte ich auch, juhu. Mein Hals fühlte sich total trocken an und das Erste, was ich bekam, war ein Capri-Eis. Darauf hatte ich mich schon wahnsinnig gefreut, denn davon wurde mir vorher schon erzählt. Das bekommt man, um den Rachen zu kühlen und um den Magen erst mal langsam wieder an Nahrung zu gewöhnen. Hatte ja schließlich ein paar Tage nichts gegessen, wenn man von der Sondennahrung mal absieht. Komisch, das letzte, was ich vor der OP gegessen hatte, war auch ein Eis – Schoko. Wir hatten am Abend beim Pizzaservice bestellt. Und was bestellt man sich üblicherweise beim Pizzaservice? Richtig! Einen Hamburger und ein Schokoladeneis! Von dem Capri-Eis hab' ich dann gleich mal drei Stück verdrückt, das vierte bekam ich dann nicht mehr, denn zu viel Eis war wiederum nicht gut für meinen Blutzucker. Also musste ich umsteigen auf Tee. Am gleichen Tag bekam ich dann mittags aber auch schon was Richtiges zu essen, wenn ich mich recht erinnere, war es Gulasch mit Spätzle. War lecker, hab', glaube ich, alles gegessen!

Mir ging es sowieso schon sehr gut, auch die Physiotherapeuten kamen schon am gleichen Tag und waren ziemlich begeistert, wie fit ich doch schon war. Ich wollte ja auch gleich aus dem Bett, gelegen habe ich schließlich lange genug. Zeit is' Geld, war schon lange genug hier in Berlin! Ich glaube, am vierten oder fünften Tag nach der Operation sind wir schon mit dem Gehwagen (die Pfleger nennen den Gehwa-

gen Rennziege) auf dem Gang rumgelaufen, fast eine ganze Runde um die Intensivstation.
Am selben Tag bekam ich auch mein Handy wieder, was ich zu meiner Verwunderung auf der Station an haben durfte ... ich solle mich nur nicht vom Professor erwischen lassen, hehe. Hoffentlich ließt er das nun nicht :) Gesagt, getan, bis zu der Zeit hatte meine Mama mein Handy aufbewahrt und immer mal wieder für mich geschaut, wer mir geschrieben hat und so. Ich hatte also mein Handy in der Hand, doch dann, Problem! Wo sind die Tasten ...? Was mir in dem Moment nicht mehr so ganz klar war, dass es sich hierbei um ein Sliderhandy handelte, sprich, eins zum Aufschieben. Nachdem ich es mir minutenlang angeguckt habe und dabei wohl ziemlich ratlos aussah, kam mir meine Mama zur Hilfe. Da fiel es mir wie Schuppen von den Augen ... ah ja, so geht's! Den Ersten, den ich angerufen habe, war mein Bruder Matze, der war ganz überrascht, meine Stimme zu hören. Als er noch da war, hatte ich ja noch den Tubus und konnte nicht sprechen. Und das war auch das erste Mal seit sehr langer Zeit überhaupt, dass mir die Tränen schon in den Augen standen. Ich war so glücklich, ihn zu hören und darüber, dass ich überhaupt in der Lage war, ihn anzurufen. Wenn ich jetzt an diesen Moment denke ... oh man. Hab' an dem Tag noch viel herum telefoniert, meinen besten Freund Markus angerufen, der mir berichtete, ich soll machen, dass ich wieder nach Hause komm', hier wäre einfach nix los, dann noch meine beste Freundin Tina, über deren Stimme ich mich auch wahnsinnig freute.

In den nächsten Tagen ging es weiter bergauf, meine Werte waren sehr gut und die Ärzte und Schwestern konnten es kaum fassen. So sollte ich nach einer Woche schon auf die *H3*, Normalstation. Was dann auch so geschah, zumindest für eine Nacht, aber dazu gleich. Wir packten also meinen Kram und schoben mich samt Bett auf die andere Station. Das Zimmer

da war gleich viel freundlicher und heller, aber vor allem waren hier nicht so viele piepsende Geräte. Was vielleicht gar nicht so schlecht gewesen wäre, im Nachhinein ... Die erste Nacht war, wie befürchtet, kaum besser als die letzten davor. Ich konnte einfach nicht einschlafen, wusste nicht, wie ich liegen soll. Das Liegen an sich war sowieso ein Problem, denn ich konnte wegen der Drainagen ja nur auf dem Rücken liegen. Und ich schlafe sonst eigentlich immer auf der Seite oder auf dem Bauch. Schlechte Voraussetzungen also schon mal. Auch Musik hören brachte nix, es half alles nichts. Irgendwann bin ich dann doch eingeschlafen, wenn auch nur für eine Stunde. Das ging dann wirklich die ersten 5 Wochen so, schlafen war mehr oder weniger Fehlanzeige. Ich weiß bis heute nicht, wo ich immer die ganze Kraft hernahm für den Tag, aber ich hatte sie. Auch Tabletten halfen nur bedingt, einmal waren es zu wenig, dann mal zu viel, sodass ich am nächsten Tag einfach für nichts zu gebrauchen war. Mir wurde sogar mal ein warmes Bier zum Einschlafen angeboten, was ich anfangs für einen Scherz hielt. Aber es war keiner. Soll angeblich helfen. Aber ich wollte nicht, ich mag kein Bier, trinke eh keinen Alkohol, zumindest nicht mehr.
Am darauffolgenden Morgen ging dann auch alles ganz schnell. Ich fühlte mich noch ein wenig zermatscht von der Nacht, aber nun gut. Ich wollte das erste Mal wieder mal richtig auf ein normales Klo gehen. Da waren dann aber noch die beiden Flaschen, die an meinen Drainagen hingen, in die das Wundsekret ablief. Wir haben sie also abgeklemmt, und das war, meiner Meinung nach zumindest, der folgenschwere Fehler. Denn: Nachdem ich von der Toilette kam, haben wir vergessen, die Flaschen wieder an die Saugung anzuschließen. Folglich war ich fast eine Stunde ohne Saugung, eine Stunde konnte kein Sekret ablaufen.
Meine Mutter war Gott sei Dank noch nicht da, sie hätte das alles wohl ziemlich mitgenommen. Derweil hatte ich Besuch

von Hannah, einer Freundin aus Steglitz, doch es ging mir nicht gut. Ich bekam schlechter Luft, hatte ein tierisches Drücken auf dem rechten Auge. Dachte, vielleicht bekomme ich zu viel Sauerstoff, denn daher kannte ich das Gefühl. Aber das war es nicht. Dann wurde auch mein rechter Arm ganz schwach, pelzig, knickte immer wieder weg. Ich klingelte. Ich konnte immer schlechter atmen. Man legte mich zurück ins Bett und von da an ging es ganz schnell. Ich bekam Sauerstoff, mehr und mehr, alles half nichts. Ich merkte, wie es in meinem Kopf immer heißer wurde, meine Stimme verschwand und ich konnte immer langsamer sprechen. Meine Beine fingen an zu zucken, mein Blickfeld wurde immer kleiner und ich merkte, dass ich das Wasser auch nicht mehr halten konnte. Aber das war in dem Moment egal. Ich hörte noch, wie jemand rief: *„Rea-Wagen!!"*, und ich noch heraus bekam: „Schneeeeeell!" Und da wurde es dunkel. Zack. Licht aus, ich dachte, das war's. Schluss, Aus, Ende. Aber nicht mit mir!
Auf der Intensivstation wurde ich dann am Tag danach wieder wach, um mich herum noch mehr Schläuche und Kabel als zuvor, aber das war mir so was von egal, denn auch diesmal hatte ich es wieder geschafft. Werde mich doch von so einem kleinen Anfall nicht kleinkriegen lassen. Trotzdem war etwas anders als am Tag zuvor. Ich spürte, da war etwas, was da eigentlich nicht hingehörte, und dem war auch so. Ich hatte urplötzlich eine Kanüle im Hals, eine sogenannte Trachealkanüle, die mich bei der Atmung unterstützen sollte. Mit ihr hing ich an einer Beatmungsmaschine und ich dachte: „Na toll, jetzt hast du doch so ein Teil." Denn davon hatte ich vor der Operation schon einiges gehört, die meisten bekamen so ein Teil danach, doch ich dachte, mir bleibt es erspart. Denn direkt nach der OP hatte ich sie ja nicht, wäre mir da nicht der gestrige Anfall dazwischen gekommen.
Ich war noch ziemlich benommen, wenn ich mich recht erinnere, wachte Sr. Martina bei mir neben dem Bett. Ich war

froh, sie zu sehen, das gab mir ein wenig Sicherheit. Ich war immer wieder kurz wach, schaute sie an und war dann meistens gleich wieder weg. Sie sagte, es sei alles in Ordnung, womit ich dann auch erst mal zufrieden war. Bei einer meiner nächsten kurzen Wachphasen schauten mir plötzlich giftgrüne Augen entgegen, das dachte ich zumindest. Später wurde mir jedoch bewusst, dass das zwei kleine grüne Lichter hinten an der Wand des Zimmers waren. Das war nur eine der Täuschungen, die ich von den Medikamenten hatte. Da war zum Beispiel noch meine Wanduhr, rechts neben dem Bett, zwischen den beiden Fenstern. Ich wollte schauen, wie spät es ist, doch, Moment, da stimmt was nicht. Meine Uhr zeigte irgendwie komische Zahlen an, auf die Eins folgten lauter Zweier und Dreier, ein andermal waren da nur Achten zu sehen und so weiter. Ich dachte, hey, das kann doch net sein, blinzelte noch mal mit den Augen, schaute weg und wieder hin, doch an der Situation änderte sich nichts. Na toll! Später normalisierte sich das aber wieder, keine Angst. Ich war also doch nicht ganz verrückt geworden.
Nachdem ich wieder einigermaßen klar im Kopf war, erklärte man mir, was vorgefallen war. Anscheinend waren meine *Immunsupressiva* zu hoch dosiert, was zu einem plötzlichen Krampfanfall geführt hatte. Das war zwar nicht angenehm, aber nicht lebensbedrohlich und auch keine Seltenheit. Hätte nicht sein müssen, aber nun gut, bin ja nicht aus Zucker. Allerdings hat mich diese Aktion weitere fünf Wochen Intensivstation inklusive Beatmungsmaschine gekostet, was sonst nicht hätte sein müssen.
Einen Vorteil hatte dieser Luftröhrenschnitt dann doch, die *Bronchoskopien* konnten durch die Öffnung der Kanüle gemacht werden und somit nicht direkt durch meinen Mund, was wesentlich unangenehmer gewesen wäre. In dieser Phase wurden diese immer ohne Betäubung gemacht, zwar gab es immer so ein Spray, das nach verfaulten Bananen schmeckt,

in den Rachen, um diesen etwas zu betäuben, aber das war es dann auch schon. Ich war dann die erste Zeit häufig sehr verschleimt und musste dementsprechend oft abgesaugt werden. Das war aber auch nicht so schlimm, denn das konnte ebenfalls durch die Trachealkanüle gemacht werden.

Wenn ich mich recht erinnere, war es dann am nächsten Tag so, dass ich in ein neues Zimmer verschoben wurde, kein Einzelzimmer mehr, sondern ein Zweibettzimmer. Einen Nachbarn bekam ich dann auch gleich, den Hrn. Müller. Der sah anfangs noch total alt aus, soweit ich das erkennen konnte zumindest, und es ging ihm auch nicht so gut. War ziemlich panisch, hatte immer Angst, er bekommt keine Luft und zerrte dauernd an seinen Schläuchen. Aber mit der Zeit wurde das besser, er wurde ruhiger und irgendwie auch jünger. Gut, er war dann doch schon vierzig, wie sich später herausstellte, denn er feierte auf Intensivstation seinen Geburtstag. Aber er war doch ein sehr netter, auch wenn wir am Anfang nicht reden konnten, denn er hatte, wie ich auch, solch einen Luftröhrenschnitt.
Diese Teufelsmaschine von Beatmung war ziemlich tückisch. Zwar unterstützte sie einen beim Atmen, was ja eigentlich ganz angenehm war, man hatte keine Arbeit damit und konnte sich berieseln lassen. Aber man hatte sich ziemlich schnell daran gewöhnt, womit es mit der Zeit immer schwerer wurde, davon loszukommen. Aber genau das musste man, denn man wollte ja nicht den Rest seines Lebens mit der Maschine rumlaufen. Das gaben uns die Schwestern und Pfleger der *IPS* auch immer wieder zu verstehen, ganz zu unserem Verdruss. Drei Tage ohne das Gerät mussten wir sein, erst dann würden wir wieder auf Normalstation verlegt werden. Das war ein Schock, denn anfangs konnte ich mir nicht einmal vorstellen, drei Minuten ohne dieses Ding auszukommen. Bis mir das gelang, vergingen auch einige Tage.

Dann haben wir das erste Mal die „feuchte Nase“ probiert. Das ist so ein Aufsatz, den man auf die Trachealkanüle steckt, durch den man atmen kann. Doch hier im Unterschied zur Maschine eben ohne Unterstützung. Zwar bekam man damit auch noch Sauerstoff, aber man atmete eben von alleine. Das ging am Anfang keine paar Minuten gut, sofort bekam ich das Gefühl zu ersticken. Luftnot, Panik machte sich breit und ich musste sofort wieder an die Maschine. Welch ein Segen! Aber weitergehen konnte das so nicht. Mit der Zeit probierten wir es immer öfter und öfter und irgendwann hat es dann geklappt. Die Phasen mit der feuchten Nase wurden länger, 10 Minuten, eine halbe Stunde und so weiter. Dann auch öfter am Tag und nach kurzer Zeit schaffte ich auch schon mal eine Stunde am Stück. Trotzdem war ich danach immer wieder froh, an die Maschine gehängt zu werden.
Mein Nachbar Hans, so hieß Hr. Müller mit Vornamen, war da leider noch nicht so gut wie ich, er brauchte etwas länger, was sich gegen Ende aber legte. Irgendwann macht es klick und es geht. Gott sei Dank hatten wir ja unsere Pfleger. Allen voran waren da Ralf und Bernhard, die uns auch mal so richtig in den Hintern treten konnten, wenn es nicht voran ging. Zwar waren wir dann immer ziemlich genervt, aber tief in uns drin wussten wir doch, dass sie Recht hatten. Das ist alles eine reine Kopfsache, die neue Lunge kann ja atmen, nur unser Kopf weiß das nicht und denkt, wir würden ersticken ohne die Maschine. Also wurden unsere Phasen mit feuchter Nase immer wieder verlängert, noch ein paar Minuten und noch ein paar Minuten. Dann musste der Pfleger völlig überraschend mal schnell raus, rein zufällig natürlich, kam dann auch nicht gleich wieder und man hing immer noch an dem Teil. Aber im Nachhinein war es genau richtig so, das hat alles Methode. Wären die Herren manchmal nicht so drauf gewesen, wir würden vielleicht immer noch an dem Gerät hängen. Wie schon gesagt, irgendwann machte es dann aber

klick, und ich wusste, ich schaffe das. Also wollte ich von mir aus schon immer länger am Gerät bleiben, war immer ganz stolz, wenn ich es noch eine halbe Stunde länger geschafft hatte als am Vortag. Mit der Zeit war ich so immer öfter stundenlang ohne Beatmung, sehr zur Freude der Ärzte und meiner eigenen natürlich auch.
Darauf folgte dann aber die nächste Stufe! Denn reden konnte ich ja immer noch nicht, weder mit der Kanüle noch mit der feuchten Nase. Aber da gab es ja noch die „Sprechkanüle", auch ein Aufsatz, den man vorn auf die Trachealkanüle steckt. Die bekam ich dann erst mal zum Probieren, und ich muss sagen, das ging gar nicht am Anfang! Wie auch anfangs mit der feuchten Nase hatte ich das Gefühl, einfach keine Luft zu bekommen. Also hielt ich es kaum zwei Minuten mit dem Teil aus und musste mich dann erst mal wieder an der Maschine erholen. Mit der Kanüle war es wesentlich schwerer als mit der feuchten Nase. Was aber wohl von Patient zu Patient unterschiedlich ist, mein Nachbar Hans zum Beispiel hatte mit der Sprechkanüle weitaus weniger Probleme. Ihm fiel die „feuchte Nase" schwerer. So kam es, dass Hr. Müller schon locker mit den Pflegern quatschen konnte, und unsereins lag da und konnte nur deuten und schreiben. Toll! Das wollte ich mir natürlich nicht länger geben und so hab' ich mich mit der Zeit auch an die Sprechkanüle gewöhnt. Bevor dieser Aufsatz drauf kommt, musste die Trachealkanüle immer erst entblockt werden, wobei sich immer erst mal ordentlich Schleim gelöst hat, von dem ich komischer Weise immer noch einiges hatte. Das ging das eine oder andere Mal ordentlich daneben, sprich, es blieb nicht nur beim Sekret, das sich löste, auch mein Essen kam ein-, zweimal wieder hoch, was immer dermaßen peinlich war, Du glaubst es nicht. Aber für die Schwestern und Pfleger war das ein Klacks, die sind Schlimmeres gewohnt. Mit der Zeit wurde das aber auch besser, ich lernte, damit umzugehen und mich dementsprechend zu be-

herrschen. Also konnte auch ich endlich wieder reden, anfangs noch ein wenig verkratzt, aber das legte sich.
Nach einigen Wochen schaffte ich es sogar, endlich mal über die Nacht ohne Beatmungsmaschine zu sein, wovor ich anfangs wirklich Angst hatte, Angst einzuschlafen. Doch dann sind mir nachts doch die Augen zugefallen und ich habe gemerkt, es geht. Hans hatte da die gleichen Bedenken wie ich, aber auch er schaffte es nach einer Zeit, über Nacht ohne die Maschine zu sein. So war ich dann fast den ganzen Tag und die ganze Nacht ohne Beatmung, war nur noch zum Inhalieren an der Maschine. Das sahen auch die Ärzte und waren natürlich sehr froh, dass ich es geschafft hatte. Über Nacht wurden uns dann irgendwann auch die Maschinen einfach weggenommen und aus dem Zimmer gefahren, hatte was Symbolisches. Als wir dann schließlich beide ein paar Tage ohne Maschine geschafft hatten, drängelten wir auch schon auf die Verlegung, die uns ja versprochen wurde, wenn wir drei Tage alleine atmen. Bei Hans ging es dann auch noch zwei Tage schneller als bei mir, ihm wurde sogar auf der *IPS* noch die Trachealkanüle gezogen. Eigentlich wollte man uns beiden die Kanüle am selben Tag ziehen, aber Pustekuchen. Meine durfte zu meinem Ärger noch bleiben. Es war immer noch zu viel Sekret in der Lunge, und um das regelmäßig absaugen zu können, war die Kanüle sehr gut geeignet. Ich hatte zwar ziemliche Angst vor dem Ziehen der Kanüle, da diese vorher schon einmal gewechselt wurde und ich das als ziemlich unangenehm in Erinnerung hatte, aber loswerden wollte ich sie trotzdem. Verlegt werden konnte ich aber trotzdem, wenigstens etwas. Es dauerte dann noch gut zehn Tage, bis ich das Teil endlich loswurde.

Es war immer wieder interessant zu sehen, wie man sich doch über ganz banale Dinge freuen kann. Reden, Essen, alleine auf Toilette gehen und solche Sachen.

Das war auch so ein Thema: der Gang zur Toilette. Die ersten Tage war das nicht drin, so sehr ich auch wollte. Aber da musste immer die Bettpfanne her. Sehr tolles Gefühl, wenn man nicht mal alleine aufs Klo gehen, geschweige sich den Allerwertesten abwischen kann. Das hatte ich zwar so schon mal erlebt, damals, als ich mir meinen Oberschenkel gebrochen hatte. Da konnte ich mich auch kaum bewegen und nicht aufstehen. Aber das hatte sich nach, glaube ich, einer oder zwei Wochen gelegt und ich konnte wenigstens aus dem Bett raus, auf den Toilettenstuhl. Dieser wird auf der *IPS „Egon"* genannt, warum ist mir bis heute ein Rätsel. Das war zumindest schon einmal ein Fortschritt. Zwar hatte man dabei immer noch wenig Privatsphäre, auch wenn die Pfleger natürlich immer rausgingen, aber immerhin eine Besserung. Ich glaube, das erste Mal wieder richtig alleine auf Toilette war ich kurz bevor ich von der *IPS* entlassen wurde, also gut fünf Wochen nach der Operation. Ein echt gutes Gefühl, in dem Moment gab es nix Schöneres, hehe.
Der sonstige Tagesablauf auf Station war meist derselbe. Zwischen sieben und halb acht wurden wir geweckt, dann gab's erst mal unsere Medikamente, Werte wurden gecheckt, Verbände etc. gewechselt und solche Sachen. Dann meistens vor dem Frühstück waschen, was ich dann nach zwei Wochen auch wieder alleine konnte. Das war anfangs echt anstrengend, aber mit der Zeit bekam man auch hier wieder Übung. Wieder so etwas Banales, über das man sich freuen kann ... Nach dem Frühstück kam dann auch meistens schon die Physiotherapie, was mir immer richtig guttat und ich auch von Tag zu Tag Fortschritte machte. Meistens sind wir eine Runde mit dem Gehwagen um die ganze Station gelaufen, immer noch mit *Sauerstoff* und Pausen. Aber die brauchte ich nach kurzer Zeit schon nicht mehr, da ging es ohne Pause einmal rundherum, manchmal sogar eine zweite Runde, sehr zur Freude meiner Mädels (meinen Physiotherapeutinnen). Das Lau-

fen klappte also schon ganz gut, oft bin ich dann auch tagsüber noch mal mit den Schwestern eine Runde gelaufen.
Nun hatte ich ja schon seit über zwei Wochen, vielleicht waren es auch drei, keine frische Luft gehabt, geschweige denn war ich an derselben. Also sind wir für den Anfang mal auf den Gang gelaufen ans Fenster. Das erste Mal war es mit Pfleger Ralf und meiner Mutter. Ralf hat das Fenster geöffnet und ich konnte nach langer Zeit mal wieder frischen Wind um meine Nase spüren. Das tat gut, sehr gut! Wir verweilten hier einige Minuten, dann ging es wieder zurück. Das machten wir nun fast jeden Tag, bis wir dann endlich mal ganz rausgingen. Das ging natürlich erst, als ich mit der feuchten Nase gut zurechtkam, denn wir konnten ja schlecht die Beatmungsmaschine mit nach draußen nehmen. So kam ich das erste Mal nach einigen Wochen, diesmal war Pfleger Oliver dabei, an die frische Luft, unter freien Himmel, ganz ohne Beatmung. Natürlich mit Gehwagen und *Sauerstoff*, gut eingepackt in meinen Bademantel und Handtuch um den Hals, denn ich sollte mich ja nicht unbedingt gleich bei meinem ersten Ausflug erkälten. Die Sonne schien und es war wirklich klasse. Wir gingen ein Stück, haben uns dann erst mal gesetzt und die warmen Sonnenstrahlen genossen. Von da an waren wir öfter draußen, immer mal etwas länger, etwas mehr gelaufen. Übung macht den Meister!
Bei einem unserer letzten Ausflüge war dann noch mal große Aufregung! An meinem Gehwagen hing vorne ja immer die Sauerstoffflasche, die schon recht schwer war. Mit draußen dabei war neben meiner Mutter auch noch Pfleger Thomas, ein weiterer Patient und Frau Wagner von der Seelsorge. Wir waren gerade wieder auf dem Weg zurück ins Haus, durch die Tür rein und da war es auch schon geschehen. Irgendwie musste ich die Türschwelle übersehen haben und blieb prompt mit dem Gehwagen hängen. Durch die Vorwärtsbewegung kippte der Wagen wegen der schweren Sauerstofffla-

sche nach vorne, zog mich mit und ich fiel wie in Zeitlupe vornüber. Direkt vor mir war Pfleger Thomas mit dem anderen Patienten, ziemlich dicht vor mir sogar. Hätte Thomas nicht noch meinen Kopf etwas gehalten, wäre ich wohl direkt auf die Sauerstoffflasche meines Vordermannes geknallt, was sicher hätte böse ausgehen können. So fiel ich „nur" auf meine Knie und hatte ‘nen riesigen Schreck bekommen, meine Mutter natürlich noch mehr. Ich hatte ganz wackelige Knie und musste mich erst mal wieder erholen, sodass mich meine Mutter zurück auf Station schieben musste. Eine halbe Stunde später war dann schon wieder alles vergessen, ich glaube, am selben Tag wurde ich auf die *H3* verlegt, die eigentliche Transplantationsstation, auf die alle *TX*-Patienten kamen, wenn sie stabil genug sind, um die Intensiv zu verlassen.
Auf der *H3* legte sich endlich mein großes Schlafproblem. Bis dato hatte ich wirklich keine Nacht mehr als zwei Stunden geschlafen. Immer mal ‘ne halbe Stunde, vielleicht mal eine ganze. Oft war ich fast die ganze Nacht wach und bin erst gegen Morgen hin etwas eingeschlafen. Meistens bin ich dann tagsüber kurz an der Maschine weggepennt. Woran es lag, weiß ich bis heute nicht. Zumindest war das auf der *H3* plötzlich kein Problem mehr. Ich war gespannt auf die erste Nacht und tatsächlich, ich konnte schlafen. Ganz ohne Tabletten, es ging wieder. Gott sei Dank! Auf Dauer wäre das sicher unerträglich gewesen. Aber man lernt mit der Zeit, mit gewissen Sachen einfach umzugehen, so auch hier.
Ein Problem hatte ich aber immer noch, na ja, zumindest eines, das mich zeitweise schier wahnsinnig machte. Mein Fuß! Mein linker Fuß, streng genommen mein linker großer Zeh und die Innenseite. Einige Tage nach der Operation hatte ich dauernd Schmerzen in der linken Wade, das zog sich über Wochen. Man sagte, es wäre Bewegungs- und Magnesiummangel. Gegen den Magnesiummangel bekam ich Tabletten bzw. Infusionen, um den Spiegel zu stabili-

sieren. Das legte sich dann mit der Zeit endlich, doch war mein Schmerz seltsamerweise eben in den Fuß gerutscht. Und das war wirklich die Hölle! Doch noch schlimmer war, dass mir keiner sagen konnte, was es ist. Ärzte waren da, Neurologen und und und. Man einigte sich dann schließlich darauf, dass es sich um ein *„Tarsal-Tunnel-Syndrom"* handle. Juhu, welch eine Erkenntnis, und nun?! Nichts! Das sei ein Nervenschmerz und den könne man schlecht behandeln. Markus, mein Arzt, sagte schon damals, das braucht einfach Zeit. Womit er letzten Endes ja auch Recht behielt, denn als ich zu Hause war, wurde es wesentlich besser, aber auch heute pickst es manchmal leicht in meinem Fuß.

Der Schmerz zog sich zumindest über die ganze Zeit hin, ich kühlte ihn fast den ganzen Tag, aber auch das half nur geringfügig. Bis dann endlich mal eine Schwester auf der *H3* auf die Idee mit Schmerztropfen kam bzw. einem Gemisch aus zwei verschiedenen Tropfen. Und das half! Der Hammer! Leider verflog die Wirkung aber auch nach einiger Zeit, brauchte dann immer mehr und am Ende half es auch nicht mehr. Aber zu diesem Zeitpunkt war es schon wesentlich besser geworden. Es lag dann wohl doch auch etwas an der mangelnden Bewegung, denn in der Reha hatte ich davon deutlich mehr und dann auch weniger Schmerzen.

Auf der *H3* lag ich dann auch noch über Ostern, meine Mutter war mittlerweile nach sechs Wochen Berlin wieder nach Hause gefahren. Doch über Ostern kamen meine Eltern und mein Bruder wieder zu Besuch und mit ihnen zusammen machte ich endlich meinen ersten richtigen Ausflug raus aus der Klinik.

Ziel war die Klinik in Steglitz, in der ich vor der Transplantation auf ein Spenderorgan gewartet hatte. Es war schon ein komisches Gefühl, aber ein schönes zu gleich. Noch vor acht Wochen war alles anders. Damals musste ich noch mit *Sauer-*

stoff, sogar teilweise mit Rollstuhl über die Gänge schleichen, an größere Ausflüge gar außerhalb der Klinik war da nicht zu denken. Und jetzt war alles ganz anders. Unbeschwert spazierten wir auf das Gelände der Klinik, durch die Gänge und hoch auf die Station, um alte bekannte Gesichter wiederzusehen. Und die waren echt erstaunt, mich so fit und vital zu sehen, kein Vergleich mehr zu vorher. Es war wirklich toll, alle waren total interessiert und ich musste alles haarklein berichten. Nach gut zwei Stunden war dann erst mal alles erzählt und wir machten uns auf den Rückweg.

Ein paar Tage später ging es dann auch endlich zur Kur, in die Rehaklinik nach Berlin-Teltow, dort wo eigentlich alle Patienten nach der *TX* hinkommen. Mit dem Haus hat man wohl bisher gute Erfahrungen gemacht. Die Zeit dort (es waren bei mir ja nur zwei Wochen, die Kur dauert eigentlich mindestens drei, aber das ist von Patient zu Patient verschieden) ging auch ganz gut rum und es war eigentlich immer was zu tun. Es gab hier einen geregelten Tagesablauf, morgens immer Therapie, manchmal am Nachmittag auch. Das war dann meistens Fahrrad fahren, Fußbad für meinen Schmerz oder Physiotherapie. Das war eigentlich immer ganz nett, vor allem bei Frau Hinze. Eine wirklich super liebe Person und sehr hübsch. Da macht Therapie Spaß!
Die Ärzte und Schwestern auf Station waren auch wirklich klasse, auch hier hatten sie zwei süße Schülerinnen, Janina und Cindy. Das Einzige, an dem ich etwas auszusetzen hatte, war das Essen. Morgens und abends gab es immer Büffet, das war eigentlich ganz o.k., alles fettreduziert, aber nun ja. Das lag daran, dass die meisten Patienten eben zum Abnehmen hier auf Kur waren, wir *TX*-Patienten aber im Gegensatz dazu eher zunehmen mussten. Mittags fand ich leider nur selten etwas, was mir zusagte, aber auch das ging vorbei. Zum Glück waren einmal mein Onkel mit seiner Freundin bei mir zu Besuch, völlig über-

raschend, aber hab' mich echt total gefreut! Mit ihnen war ich dann einkaufen, fast 'nen ganzen Wagen voll Gummibärchen, Chips und so 'n Kram. Wer braucht da noch Mittagessen, hehe. Außerdem haben Herr Müller (mein damaliger Zimmernachbar von der Intensivstation), er war ja auch in Teltow und hatte das Zimmer genau gegenüber, und ich auch hin und wieder abends beim Pizzaservice bestellt. Sehr lecker!
Mit dem Essen war ich eigentlich während der ganzen Zeit in Berlin sehr zufrieden. In Steglitz schon war es eigentlich immer sehr gut, aber die Küche im Herzzentrum toppte alles. Jeden Morgen kam eine nette Dame und fragte uns, was wir essen wollten. Mittags gab es immer drei Menüs zur Auswahl, im Restaurant sogar fünf. Dort ging ich dann gegen Ende auch öfter zum Essen hin, denn das war doch was anderes, als immer im Bett auf dem Zimmer zu essen. Apropos nette Dame. Das Küchenpersonal war bzw. ist wirklich immer sehr nett gewesen, immer freundlich und immer um das Wohl der Patienten bemüht. Eine ist mir aber besonders aufgefallen, gleich beim ersten Mal, als sie mir mein Abendessen brachte. Sie hat so ein süßes Lächeln und ich freute mich immer, sie zu sehen. Zu ihr hab' ich heute auch noch Kontakt, woran ich damals, als ich sie das erste Mal sah, nie gedacht hätte. Aber es hat sich eben so ergeben, glücklicherweise. Von hier aus, meine Liebe, herzliche Grüße an Dich!
Mit meinem Onkel und seiner Freundin war ich dann auch das erste Mal seit langer Zeit in der Berliner City, im Sonycenter, Potsdamer Platz, Reichstag und Rikscha sind wir auch gefahren, coole Aktion!
Neben den beiden hatte ich während der Zeit nach der Operation eigentlich wirklich viel Besuch. Es war echt schön zu sehen, wie man den Menschen doch am Herzen liegt und sie mir natürlich auch. So war zum Beispiel Julia mit Freund Florian ein paarmal da, Ärzte aus Steglitz auch ziemlich oft. Alle immer sehr besorgt um mich und immer froh zu sehen, wie

es aufwärts geht mit mir. Frau Jung, Psychologin aus Steglitz, schaute bei ihren regelmäßigen Besuchen im DHZB auch immer mal rein und hielt mich auf dem neusten Stand über das Leben auf der Station in Steglitz. Ziemlich häufig war auch Dr. Walther bei mir, er arbeitete ja auch seit einiger Zeit hier im Herzzentrum. Natürlich war auch Sarah noch einige Male zu Besuch bei mir, worüber ich mich wirklich immer sehr gefreut hatte. Auch in Teltow haben wir uns noch mal gesehen, kurz bevor ich wieder zurück ins DHZB verlegt wurde. Wir halten auch heute noch Kontakt und sie liegt mir wirklich noch sehr am Herzen ...

Leider gab es in der Zeit aber auch weniger schöne Momente – zu viele leider. In meiner Zeit in Berlin habe ich sehr viele Leute kennengelernt, viele neue Freunde gewonnen, mit einigen habe ich heute noch Kontakt. Da wäre zum Beispiel mein ostdeutscher Freund Martin, so nenne ich ihn immer. Er war noch etwas länger als ich auf der Warteliste und wurde dann auch erst sieben Wochen nach mir operiert. Doch lief es bei ihm leider nicht so gut wie bei mir, sodass er auch heute, vier Monate nach der OP immer noch auf der Intensivstation liegt. Noch schlimmer hat es da jedoch meinen Freund Mike getroffen. Auch er lag lange Zeit mit mir in Steglitz auf der Station und wartete auf eine Spenderlunge, er brauchte aber auch noch eine neue Leber, was die Sache natürlich nicht unbedingt einfach machte. Einmal hat er mich sogar noch zusammen mit seiner Freundin im Herzzentrum besucht, das war das letzte Mal, dass ich ihn gesehen habe ... .Im März wurde auch er dann operiert in Hannover, was leider kein gutes Ende nahm. Zwar hat er die OP geschafft, war danach aber nie wach. Immer wieder gab es Komplikationen, bis es dann Mitte April zu Ende war, er hatte keine Chance mehr. An dem Tag war ich noch in Teltow, morgens klingelte das Telefon, Sarah war dran und überbrachte mir die Nachricht.

Ich wollte meinen Ohren nicht trauen, doch es war leider die Wahrheit. Mike war die Nacht zuvor verstorben. Unser kleiner Held hat alles gegeben und gekämpft bis zum Schluss, leider vergebens. Ich erinnere mich noch genau an diesen Tag, an dem ich nach dieser Message eigentlich nur planlos durchs Haus gelaufen bin und Musik gehört habe, von den Toten Hosen „Nur zu Besuch“, fast den ganzen Tag, immer nur dieses eine Lied. Es passte irgendwie, nur eines hätte noch besser gepasst, doch das hatte ich nicht mit. Von den Onkelz, „Nur die Besten sterben jung“. Bei meiner Therapie war ich an dem Tag auch nicht bei der Sache, wollte eigentlich gar nicht erst hingehen, hab' mich dann aber doch dazu durchgerungen.
Mike war aber nicht der einzige, der den Kampf verloren hatte. Auch Michael verstarb noch während der Zeit, in der ich in Berlin war, ich glaube, an Papas Geburtstag haben sie seine Maschinen abgestellt. Er lag seit einigen Tagen schon auf der Intensivstation und wartete auf eine Spenderlunge. In Steglitz ging es ihm so schlecht, dass er auf Intensiv an die Maschinen musste. Nach und nach haben die Organe ausgesetzt, bis sie ihn am Ende leider aufgeben mussten. Ich weiß noch, als ich mal in der Klinik zu Besuch war, war ich noch bei ihm und hab' mich mit ihm unterhalten, zwar ging es ihm da schon ziemlich schlecht, aber er war eben noch da. Ich war dann am Abend, bevor sie die Maschinen abstellten, noch mal bei ihm auf der *IPS*. Er lag ganz ruhig da, an Unmengen von Schläuchen angeschlossen und schlief. Künstlich. Ich setzte mich neben ihn, nahm seine Hand und hab' einfach mit ihm gesprochen. Wie früher. Ich war davon überzeugt, dass er mich gehört hat, im Unterbewusstsein sicher. Nach zehn Minuten konnte ich aber nicht mehr, so nahm ich Abschied von Michael ... Gott hab' die beiden selig!

Eigentlich dachte ich, nach der Reha kann ich endlich nach Hause, aber dem war nicht so. Ich musste mir irgendwo wieder

mal einen lustigen Keim eingefangen haben und so musste ich noch mal zurück nach Wedding ins Herzzentrum, zurück auf die *H3*, später wurde ich verlegt auf die H1. Zwar waren auch hier immer alle sehr nett, trotzdem hatte ich doch langsam genug von Berlin und wollte nach Hause. Aber was sein muss, muss eben sein, was soll man machen. Ich bekam gegen den Keim also wieder *IV*, noch mal fast drei Wochen, bis ich dann endlich am 07.05.07 gehen durfte.
Zwischenzeitlich musste eine von zwei Freunden und mir schon seit Herbst letzten Jahres geplante Party ohne mich stattfinden, die „Springvibes Part 2“ in Speyer. Anfang 2006 hatten wir dieses eigentlich als Abiparty geplante Event schon einmal erfolgreich veranstaltet, da wollten wir natürlich in diesem Jahr nachlegen. Was dann aber nicht ganz nach unseren Vorstellungen lief, leider. Zwar hatten wir alles perfekt geplant, meine Freunde Norman und Markus hatten vor Ort eigentlich alles alleine organisiert, ich hatte aus der Ferne die Fäden gesponnen. Schon im letzten Jahr hatte ich mit dem Hallenbetreiber die Location klargemacht und auch einige Acts schon mal vorgebucht. Als dann am Vorabend der Party unser Topact aus familiären Gründen absagte, dachten wir schon an das Schlimmste. Doch Norman hat dann doch noch einen klasse Ersatz aus dem Hut gezaubert. Es war also alles perfekt, es fehlten nur noch die Leute. Und da war das Problem. In diesem Jahr war die Party am Ende des Monats, außerdem war es schon April. Zeitgleich, konnte ja keiner ahnen, hatte in der Stadt eine neue Strandbar geöffnet und Weinfest in Kallstadt war auch noch. Also einige fette Minuspunkte für uns. So ging es dann auch aus: mit immensen Verlusten unsererseits. Beim nächsten Mal wird alles besser ...
Es war ein verregneter Montag, mein Papa war Sonntag schon gekommen. Am Vorabend waren wir dann noch mal zum Abschied in Steglitz und beim Italiener essen, Montagvormittag ging es dann endlich nach Hause. Die lange Fahrt schlauchte dann noch mal etwas, aber es ging.

Es war ein komisches, aber durchaus schönes Gefühl, als wir in Oppau wieder in unsere Straße einbogen. Hier hatte sich nichts verändert, alles war noch so, wie vor einem Jahr. Vor einem Jahr! Ich war ein ganzes Jahr weg!! Gut, vielleicht war der Zebrastreifen neu gestrichen, aber das war dann auch schon alles. Daheim wurde ich auch schon sehnsüchtig erwartet, unsere Einfahrt war mit einem riesigen Banner geschmückt, „Herzlich Willkommen Andreas" war zu lesen, in großen bunten Buchstaben. Das hatte am Tag zuvor mein Onkel mit seiner Freundin in mühevoller Kleinstarbeit alles ausgeschnitten und zusammengehängt. Echt schön, es war schön, wieder zu Hause zu sein. Auch unsere Nachbarn hatten schon hinter dem Fenster gewartet, bis ich komme, und kamen gleich raus, um mich zu begrüßen. Ich war also endlich wieder zu Hause, in meinen eigenen vier Wänden. Zurück bei meiner Familie und meinen Freunden.

TX-Tagebuch meiner Mutter

Donnerstag, 15.02.07 (1. Tag, Matze, mein Bruder, schreibt)

16:15 Uhr:
Sarah ruft bei Mama an, du bist aus der OP raus und liegst auf der Intensivstation. Gegen 17 Uhr sind wir nach langem Warten bei dir, du liegst ganz ruhig da, mit all den Schläuchen. Schwester Claudia weist uns ein, dann kommt der Oberarzt Jordanov und erzählt uns von der gut gelaufenen OP, und dass zum jetzigen Zeitpunkt alles wunderbar ist.

19:30 Uhr:
Auch wenn du es nicht glaubst, du hattest 'ne *100er Sättigung*. Nun gehen wir was essen.

22:10 Uhr:
Mama und Papa sind noch mal da und ein netter „grauer" (wie Mom es gesagt hat) Pfleger Helmut. Alles so weit o.k.

Freitag, 16.02.07 (2. Tag)

gegen 10:00 Uhr: Wollten dich besuchen, aber du bist in der OP?! Entwarnung, nur ein Hämatom.
In der Zwischenzeit: wir fahren nach Steglitz und werden gleich von allen auf der Station ausgefragt, alle drücken die Daumen, Grüße von allen. Heute Morgen und Nachmittag ist dein Pfleger der Timm. Haben dann deine ganzen Sachen ausgeräumt, man war das viel! Handy hab' ich z. Zt. Alisa hat geschrieben und gefragt, hab' geantwortet, SMS von Dani Weber und Daniela Fehl war noch drauf: alles Liebe und Gute! Mit Martin haben wir uns noch lange unterhalten, haben gar kein Bier für ihn dabei.

13:15 Uhr:

(meine Schrift wird auch immer schlimmer) DU BIST WACH! Kurz nachdem wir da sind, versuchst du zu husten, geht aber schlecht ... wegen des Schlauches im Mund ... du bekommst ein bissel Schleim abgesaugt ... Mama ist voll am rumwuseln. Hast 'nen trockenen Mund, Mom macht ihn dir mit den Stäbchen ein bissel feucht. „Irgendwas versucht er zu deuten!" Hm ... was willst du ...? Ach ja, 4 Drainagen hast du! Okay, du wolltest so 'n komisches Bällchen auf die andere Seite haben, Papa hat's gemerkt. Du fragst nach der Uhrzeit, weiß zwar keiner, was du damit willst, aber ich bin mal so freundlich und sag's dir. 31% Sauerstoff bekommst du, 20% sind ca. in der Luft, aber mit Abi weiß man so was. Doof, dass du nix reden kannst. Aber sie haben gesagt, sie wollen dich schon bald von den Dingern losmachen, geht ziemlich schnell, aber ist ja nur gut eigentlich ... Bist immer wieder halb am Einschlafen und dann wieder wach. Hast noch 'n paar Probleme mit der Orientierung, wer was von wo aus sagt.

Liebes Tagebuch, heut' ... ähh was? Hm, hätt nie gedacht, mal Tagebuch zu schreiben ...

13:50 Uhr:

Eine Frau von der Seelsorge kommt, Name hab' ich nicht ganz verstanden ... Wagner! Ahh, die organisiert Mom 'ne Wohnung. Sie ist nicht konfessionsgebunden ... für Reli hattest du doch eh nie viel übrig. So, kurze Pause, ich geh' fix raus an dem Imbiss was essen, hab' so Kohldampf!

So, bin wieder da ... fett Currywurst mit Pommes gegessen. Nu bist du aber richtig wach, wurdest aufgerichtet. Sr. Claudia ist nun da, wundert sich, dass ich auch Linkshänder bin. Nun willst du selbst was schreiben. Haben 'nen lachenden Stern auf deinem Arm gesehen und du schreibst, dass es Julia war. Das klappt ja schon mal. Nun piepsen die Geräte, weil die Werte zu gut sind. Nun bist du die ganze Zeit schon selbst am schreiben, aber Mom & Dad können es nicht entziffern, hehe, zum Glück bin ich da. Willst die ganze Zeit wissen, wie spät es ist. PIIE-EP! Nerv ... können sie nicht ausstellen, ist aber normal. Papa und ich waren kurz aufm Klo und wen haben wir mitgebracht? Sarah! Haben dich ein bissel mit ihr alleine gelassen ...

17:45 Uhr:

Sind wieder da, wurdest „frisch" gemacht. Sarah ist noch da, nun hast du ein ganz süßes Kleidchen an.

Samstag, 17.02.07 (3. Tag, ab hier schreibt Mama)

08:13 Uhr:

Papa und ich haben den Matthias an den Bahnhof gefahren. Stimmt nicht, früher, der Zug ging 8:13 Uhr. Die Sonne scheint. Papa und ich verlassen das Hotel und ziehen ins *7-Zwerge-Appartement*, genau gegenüber der Klinik.

11 Uhr gehen wir zu Andreas. Er will seine Ruhe. Bestimmt hab' ich gestern zu viel gebabbelt. Die Werte alle o.k. Pfl. Timm ist da. Gleich wird die *Bronchoskopie* gemacht. Röntgen wollen sie auch noch und den Tubus ziehen. Ich soll ihn nicht mehr streicheln. Bestimmt bin ich wieder zu aufdringlich. Ach ja, das Fotografieren. Da hab' ich wieder angegeben, dass ich das jetzt kann, und dann denk' ich, weil es nicht blitzt, hat's nicht geklappt. Andreas schaut nach und zeigt den Daumen nach oben. Bestimmt hab' ich jetzt 3x das gleiche Bild gemacht. Ja ja die Technik. Andreas döst vor sich hin.

12:20 Uhr:

Ralf und ich müssen raus. Röntgen, *Bronchoskopie* und Tubus ziehen. Gehen Appartement weiter einräumen. Suchen Supermarkt und finden keinen. Mike (Mitpatient aus Steglitz) ruft an. Zurück ins Appartement. Tür steht offen. Oh Gott!!! Die Besitzerin und ihr Mann räumen noch auf. Sie ist vor 5 Jahren transplantiert, hat auch Mukoviszidose. Sieht toll aus. Erzählt viel, sehr nett.

14:45 Uhr:

Wieder bei Andreas. Hurra, er spricht wieder. Geht super. „Schwester" Rolf versorgt ihn. Er isst mit Genuss Capri-Eis. Schon 3 Stück. Trinkt Wasser mit dem Röhrchen.

15:30 Uhr:

Die Nasensonde fällt auf den Boden. Hilfe, Pfl. Rolf ist nicht da. Hole eine andere Schwester. Die sagt, manche Dinge erledigen sich von alleine. Mache Fotos von Händen (sind geschwollen) und Füßen.

Kurz vor 16 Uhr gehen wir Kaffee trinken und einkaufen. Schreibe Markus K. SMS und Sarah.

Kurz vor 18 Uhr kommen wir zurück. Andreas hat eine Maske auf. Schlechte *CO_2-Werte*, 18.20 Uhr soll sie wieder ab. Jetzt kann er wieder nicht sprechen. 18.20 Uhr soll Matthias am Bahnhof Mannheim ankommen. Maske kommt 18.20 Uhr ab und CO_2-Werte sind wieder besser. Atmung ist auch besser.

Junge Frau Doktor kommt und hört ab. Sagt, es hört sich mittel an, etwas spastisch. Andreas isst ein Capri-Eis. Atmet wieder schwerer. Hoffentlich wird's bald besser. Schwester Rolf sagt, um 19 Uhr schmeißt er uns raus. Vorhin sagt er zu mir „Sagen Sie das bitte noch mal auf Hochdeutsch." Schwester Rolf gibt Andreas *Cortison* in Tablettenform, 2x täglich 25 mg.

Andreas hat Frau Doktor gefragt, ob er was zum Schlafen kriegt. Sie sagt, erst mal ohne probieren. Er sitzt aufrecht im Bett. Scheiße, *Hertha* hat 1:2 gegen Mainz zu Hause verloren! Arme alte Dame. Ist schon gleich 19 Uhr. Gute Nacht. Er sagt noch, das Befinden ist gut.

Sonntag, 18.02.07 (4. Tag)

Sarah wollte eigentlich um 11 Uhr kommen. Schickt mir SMS, sie kommt gegen 15 Uhr. Papa und ich sind dann gegen 11 Uhr da. Andreas sagt, er hat bis 6 Uhr ganz gut geschlafen, dann wurde es heute eng, hat erbrochen. Es wurde *Bronchoskopie* gemacht. 12 Liter Sauerstoff. Wird ein paarmal geröntgt. Alles im Zimmer auf der Intensivstation. Pfl. Mark sagt, das waren Atemmechanikprobleme. *KG* war da, hat den Rücken bearbeitet. Er hat dorthin geatmet. Hat ihm gutgetan. Hat auch schon auf der Bettkante gesessen. *Geblubbert* hat er auch. *CO_2* war zu hoch, ist jetzt wieder besser. Nasensonde hat er auch wieder. Ralf und ich gehen, Andreas ist müde.
Wir fahren nach Steglitz. Alle kommen aus den Zimmern und wollen die Fotos von Andreas sehen: Sr. Ute und Sr. Angelika und Armin (einer der Ärzte) und viele Patienten. Rückweg im Stau. Pfleger Jörg ist jetzt bei Andreas.

17:45 Uhr:

Wir kommen wieder. Andreas hat einen Nachttisch. Macht schön Bäuerchen. Durch die Nasensonde wird Sekret und Luft aus dem Magen gesaugt. Andreas ist ganz munter, hat mit der Maske 1 Liter Sauerstoff.

18:00 Uhr:

Er will seine Ruhe haben.

Montag, 19.02.07 (5. Tag)

11:00 Uhr:

Ralf und ich kommen zu Andreas. Er sitzt im Sessel, ist rasiert und Haare sind gewaschen. Sieht prima aus. Hat heute Nacht mit *Astronautenhelm* geschlafen, um die *CO_2-Werte* zu verbessern. Die sind jetzt o.k. Er darf sein Handy haben. Ruft gleich Matthias an. Er muss eine neue Atemtechnik lernen. Es geht im gut. Andreas isst Karottensuppe. Schmeckt ihm. „Foto". Apfelmus schmeckt ihm voll gut. Martina und Regina von der *KG* bearbeiten Andreas und setzen ihn in einen Sessel.

12:45 Uhr:

Andreas isst einen Schokopudding mit Sahne und bleibt an der Nasensonde hängen. Die hat jetzt einen braunen Fleck. 0,5l Sauerstoff läuft auch.

13:30Uhr:

Wir gehen. Andreas hat inhaliert.

15:00 Uhr:

Wir sind vor der Tür. Die lassen uns nicht rein. 4x klingeln. Dann „kommen Sie rein und ins Wartezimmer, wir holen Sie ab." Wir warten wieder.

15:25 Uhr:

Wir dürfen endlich rein. Schwester Claudia holt uns rein. Netter Arzt sagt: *CO_2-Werte* sollen gar nicht so schnell besser werden. 50 bei Reha-Antritt wäre super.

16:00 Uhr:

Wir gehen. Andreas ist müde. Sitzt seit 5 Stunden im Rollstuhl. Andreas schreibt jetzt selbst am Laptop.

Dienstag, 20.02.07 (schreibe selbst)

Habe die Nacht ohne Beatmungshelm geschlafen, ging. Konnte zwar schlecht einschlafen, wusste nicht, wie ich liegen soll. Werte sind o.k., werden von Stunde zu Stunde besser. Kann mich das erste Mal alleine waschen, auf eigenen Beinen stehen, noch etwas wackelig, geht aber. Blasenkatheter kommt raus, Magensonde und 3 Drainagen bleiben noch. *KG* mit Martina und Regina läuft top, die zwei sind total begeistert von meinem Verlauf. Fr. Friedberg hat mich heut' angerufen, voll nett. Hab' gestern schon mit Markus telefoniert, hatten viel zu erzählen. Er meint, ich soll endlich heimkommen, ist so langweilig! Um 10 Uhr kommen Mama und Papa, Papa fährt gleich heim, weint fast beim Abschied. Sarah wollte heute kommen, kann aber leider nicht, muss Babysitten. Schade, hatte mich schon sehr gefreut, hab' wohl immer noch Hoffnung ... Essen und Verdauung klappt, Einstellung vom Insulin noch nicht so, bekomme auf Dauer Actrapid und nicht immer passend zum Essen wie gewohnt. Nachmittags kommen dann noch Fr. Dr. Böhm und Niccy (Physiotherapeutin aus Steglitz) zu Besuch, grüßen mich alle von Steglitz. Schön! Abends endlich mit Tina telefoniert, sehr schön ihre Stimme zu hören. Schreibt danach noch SMS, hat fast geweint nach unserem Telefonat.

Mittwoch, 21.02.07 (Mama schreibt wieder)

17:00 Uhr:

Andreas wird auf die *H3* verlegt. Es geht im super. Schwester Claudia und Kollegin schieben das Bett, ich mit einem Wägelchen persönlicher Sachen hinterher. Schwester Christine nimmt ihn in Empfang. Sehr nett. Ich bleibe bis 18 Uhr und räume noch den Nachttisch ein. Jetzt muss ich im Dunkeln zurück. Keiner von den *7 Zwergen* holt mich ab.

Donnerstag, 22.02.07

11:00 Uhr:

Ich komme auf die *H3*. Andreas hat Besuch von Hannah, einer Freundin aus Steglitz. Er sagt: „Sei froh, dass du heute Morgen nicht da warst, du wärst gestorben." Die blauen Schläuche von den 2 Drainagen waren 1 Stunde weg, da ging es ganz schnell schlecht. Heiß, schlechte *Sättigung*. Atemprobleme, viele Ärzte und Schwestern. In den nächsten paar Minuten wird es wieder schlechter. Linkes Auge drückt, rechte Hand wird pelzig, keine Kraft. Sie schicken mich raus. Viele Ärzte und Schwestern kommen, mit Wägelchen und Rucksack. Schwester beruhigt mich und bringt mir Wasser. Sie legen Andreas ins Bett. Eine liebe Ärztin kommt und sagt: „Keine Sorge, keine Abstoßung, keine Blutung, keine Lebensgefahr, wahrscheinlich Sekret in der Lunge, das er nicht abhusten konnte." Er kommt wieder auf die Intensivstation. In einer Stunde kann ich kommen. Soll was essen. Die haben Nerven. Gehe zu den *7 Zwergen*, rufe Sarah an, esse doch was, eine Banane, dann wieder zurück, Wartezimmer. Ärztin kommt und sagt, es wird ein Luftröhrenschnitt gemacht, ist kein Problem, 40 min, dann kann ich wiederkommen. Da kommt Fr. Jung, die Psychologin von Steglitz. Hat eigentlich noch Urlaub. Wir setzen uns raus und ich erzähle ihr alles. Dann wieder rein. Pfleger Markus berichtet mir noch, was los ist. Sieht besser aus. Beatmungsschlauch wieder weg, dafür Kanüle in der Luftröhre. Werte so weit o.k., Andreas schläft. Muss noch mal raus, Blasenkatheter und Nasensonde werden gelegt. Röntgen ist auch und *Bronchoskopie*, soweit alles gut. Schwester Martina ist bei Andreas. Ich gehe noch mal auf die *H3* und will Andreas' persönliche Sachen holen. Schwester Christine telefoniert und sagt, es ist alles beim Wachdienst. Die bringen das zur Intensivstation, klappt auch. Dr. Jordanov schaut rein und sagt: „Schade, aber sieht nicht schlecht aus." Gestern ist er noch mit der Rennziege über den Gang gelaufen. Kurz nach 18 Uhr gehe ich.

Freitag, 23.02.07

08:00 Uhr:

Ich bin bei Andreas. Pfleger Markus ist da. Er sagt, er hat ihn noch mal schlafen gelegt. Er schickt gleich die Ärztin, die mich informiert. In der Nacht hat sich Pfleger Oliver

um ihn gekümmert. Er liegt wieder ganz ruhig, nur der Brustkorb hebt und senkt sich. Ärztin, Fr. Dr. Vladov (noch sehr jung) sagt, Andreas muss zum *Kopf-CT*. Infektzeichen gibt es auch. Temperatur war gestern 36 °C, heute 37,8 °C, das spricht auch dafür. Pfleger Matthias kommt aus Darmstadt. Er rasiert Andreas, wäscht ihn, Nasen- und Mundpflege, Zähne putzen, eincremen, Rasierwasser fehlt. Er macht sogar den Rasierer gründlich sauber. 30 % Sauerstoff, 21 % = Raumluft. Alles wird zum Transport eingepackt.
Fr. Dr. Weber von *H3* kommt und beruhigt mich. Andreas' Hände waren angebunden.

11:20 Uhr:

Pfl. Markus nimmt die Bänder ab. *Sättigung* 98-100, Puls 110-117. Sehe zum ersten Mal die Narbe, unterhalb der Brustwarzen von Achsel zu Achsel, sieht gut aus, keine Fäden von außen sichtbar. Markus sagt: „Tabaksbeutelnaht." Stationsarzt Dr.Hoffmann sagt: „Noch 6 min zum CT." Bis halb 12 Uhr bin ich wieder da. Warten. Fr. Wagner von der Seelsorge organisiert Milch zum Kaffee und nimmt sich Zeit für mich, fragt dann, ob ich endlich zu Andreas darf. Dr. Hoffmann hab' ich schon im Gang gesehen. CT unauffällig.

ca. 12:30 Uhr:

Ich darf rein. Andreas wird langsam wach. Blinzelt, hebt die Hände, beißt sich ordentlich auf die Zunge. Markus versucht, mit einem Stäbchen die Zähne auseinander zu drücken. Andreas ist stur. Klappt dann doch, rotes Teil kommt zwischen die Zähne. Kopf geht unruhig hin und her. Arme werden angespannt.

14:00 Uhr:

Gleich Übergabe an Sr. Martina. Dr. Hoffmann kommt gleich mit Neurologen zur Untersuchung. Andreas soll etwas mehr wach werden. Besprechung. Vorher war Bruder Jakob da, spendet Krankensalbung und betet für Andreas. Andreas soll noch zum anderen CT, Arterie im Hals könnte verstopft sein. Professor Heinemann kommt mit Dr. Hoffmann und Dr. Schneider. Fragt, schüttelt den Kopf und sagt: „Der war doch schon so gut."

17:00 Uhr:

Beide Ärzte sind Stationsärzte hier.

Samstag, 24.02.07 (9.Tag)

07:00 Uhr:

Ich bin bei Andreas. 3-mal klingeln, aber dann kommt gleich die Schwester und lässt mich rein. Netter asiatischer Arzt sagt, zweites CT o.k., Andreas schläft. Schwester Nadine ist bei ihm.

07:30 Uhr:

Dr.Jordanov kommt und erklärt mir noch mal alles. Netter, kompetenter Mann. Dr. Schneider kommt mit 2 Kollegen und sagt, das Schlimme ist zum Glück nicht eingetreten. Puls 95-98, *Sättigung* 98-100, Temperatur 37 °C, Sauerstoff 30%, Blutdruck 109/50. Inhaliert Pilzmittel. Nachts war Pfl. Michael da. Andreas bekommt Frühstück durch die Nasensonde und ich ein Wasser. Sr. Claudia besucht uns. Sie sagt: „Das ging mir auch alles zu glatt." Ich helfe Sr. Nadine, Andreas zu waschen, eincremen, umbetten. Zähneputzen findet er nicht so toll, hin und her drehen auch nicht. Aber er krampft nicht wie gestern. Wird abgesaugt. Frische Kopfkissen, Deckbett zur Rolle, Andreas liegt jetzt etwas auf der linken Seite.

10:40 Uhr:

Sr. Nadine bringt mir Kaffee, Brot, Marmelade, Wurst und Käse. Am Rest Wasser verschlucke ich mich mal wieder und huste. Gegen 11 Uhr dreht Nadine die Dosis vom Schlafmittel runter. Die Sonne scheint, ist aber kalt. Steffi von der *KG* schaut rein, aber keine Arbeit für sie. Nadine bringt mir noch 2 Wasser. Sehr lieb.

ca. 12:00 Uhr:

Das Blümchen kommt, eine Ärztin aus Steglitz, zu Besuch. War gestern Abend mit Fr. Jung schon da. Spricht mit Andreas und dem Doc. Fr. Wagner ist auch auf Station. Sehr warm im Zimmer. Andreas hat kein Schlafmittel mehr und wird langsam wach. Schlauch in der Luftröhre stört, muss heute noch ausgespritzt werden, *Bronchoskopie*. Andreas hört Musik mit dem MP3-Player. Er streckt in Abständen den rechten Arm hoch. Unterarm. Fr. Dr. Vladov hört ihn ab.

14:00 Uhr:

Sr. Andrea kommt, Sr. Nadine geht mit ihrem Hund spazieren. Sonne scheint noch. Bin müde.

15:45 Uhr:

Ich gehe kurz zu den *7 Zwergen*. Als ich 16.30 Uhr wieder komme, ist Fr. Jung da, Andreas freut sich. Sie sagt auch, viel besser als gestern. Andreas macht viel öfter die Augen auf als gestern. Er ist schön entspannt. Heute Nacht kommt wieder Pfl. Michael.

17:15 Uhr:

Dr. Hoffmann kommt, ist sehr zufrieden. Sagt, ich soll mich nicht übernehmen. Kurz vor 18 Uhr gehe ich. Schlaf gut.

Sonntag, 25.02.07

09:15 Uhr:

Ich bin da. Schwester Nadine lässt mich rein. Andreas winkt schon. Sieht gut aus. Füttere ihn jetzt mit Apfelmus. Schmeckt ihm. Putzt alles weg. Trinkt Tee. Sr. Claudia kommt zu Besuch. Andreas muss aufs Klo, ohne Erfolg. Nadine schließt Sprechkanüle an. Andreas sagt „Hallo." Klingt wie eine Blechtrommel. Sagt, die Nasensonde ist eklig, „Hölle!" Dann kommt er wieder an die Maschine. Der Schlauch in der Luftröhre heißt „Trachealkanüle". Mache Foto von Andreas und Nadine. Er hat noch gesagt:

„Kann nicht schlafen." Jetzt hat er die Augen zu. Sonne scheint. Ich hab' ihm erzählt, auf dem Parkplatz von Prof. Dr. Heinemann steht ein Jaguar. Er: „Das will ich gar nicht wissen." *Sättigung* 97, Puls 114-117, Temperatur 37,9 °C, Blutdruck 130/60. Matthias hat gestern Grüße von den Werners ausgerichtet. Sr. Nadine sagt: „Nachher kommt Sr. Martina, dann geht's ab an die Bettkante." Nadine sagt, er ist ganz schön schlaff.

ca. 13:00 Uhr:

Ich bin wieder da. Sarah hat angerufen, will ca. halb vier kommen. Creme Andreas das Gesicht ein. Verdauung klappt jetzt auch. Sr. Martina löst Sr. Nadine ab. *Sättigung* 95, Puls 110, Temperatur 37,1 °C, Zucker 105, Blutdruck 106/60. Julia, Patientin aus Steglitz, mit Freund Florian kommt zu Besuch. 20 min später kommt Sarah. Die anderen zwei gehen kurz darauf. Ich trinke einen Kaffee oben im Restaurant. Als ich komme, versucht Andreas was zu sagen, verstehe nur Bahnhof. Sprechkanüle: Ich soll Fruchtzwerge mitbringen. Gehe gegen 17.30 Uhr. Sarah ruft noch mal an und berichtet.

Montag, 26.02.07

08:40 Uhr:

Ich bin da, Andreas ist verlegt in Zimmer 4, Zweibettzimmer. Ist munter, lacht. Schwester Peggy ist da. Manuela hilft betten. *Sättigung* 96, Puls 111, Blutdruck 132/70, Temperatur 37,8 °C. Peggy kocht Früchtetee und organisiert Löffel für Pudding, schmeckt ihm. Wasser auch. Andreas ist müde, Nachbar heißt Müller. Nach *KG* Bettfahrrad und Bettkante. Dr. Hoffmann sagt, Andreas ist auf gutem Weg, aber er ist erst zufrieden, wenn es wieder so wie letzten Mittwoch ist. Mit der Verdauung klappt es auch. Hat geregnet.

11:30 Uhr:

KG kommt, ich gehe essen und Fruchtzwerge kaufen. Gegen 13 Uhr bin ich wieder da. Der Arzt ist grad bei ihm. Andreas isst Fruchtzwerge und drückt Ringe mit den Händen. Er will sein Handy, kann Pincode nicht eingeben. Mach' ich, er schafft dann mit rum. Will ein Foto machen, geht nicht, ich glaub', ich dreh' einen Film. Auf Station ist Übergabe. *Sättigung* 97, Puls 111, Blutdruck 127/75, Temperatur 37,5 °C, Schwester Susana kommt. Andreas will Butterkekse, aber die sind im Appartement. Bring' ich morgen mit.

14:50 Uhr:

Er isst ein bisschen Kartoffelbrei mit Soße und trinkt Tee. Später möchte er Käsekuchen, gehe hoch ins Restaurant, gibt nur Berliner. Isst er ganz auf.

16:08 Uhr:

„feuchte Nase" bis 16.48 Uhr. Inzwischen trinkt er einen Tetrapack *Bioni-Schokolade*. Ganz alleine. Der Nachbar zieht sich die Nasensonde raus, 2-mal. Andreas schläft. Gegen 17.20 Uhr gehe ich.

Dienstag, 27.02.07

09:10 Uhr:

Ich bin wieder da. 1-mal klingeln, rein ins Wartezimmer.

09:30 Uhr:

Ich darf endlich zu Andreas, hab' schon Claudia und Regina von der *KG* gefragt, wie es ihm geht. Er sitzt im Bett mit „feuchter Nase". Ohne Beatmungsmaschine. So weit alles o.k. Er hat schon alleine Apfelmus, Joghurt und Weißbrot gegessen. Super. Gebe ihm MP3-Player, stöpsle ein, einschalten tut er selbst. 15 min später wieder weg. Schwester Corinna versorgt ihn. „Feuchte Nase" seit 9.25 Uhr bis 10.20 Uhr, er hat genug. Kopfteil ist ganz hoch, beim

Liegen geht es nicht so gut. Will Gummibärchen und Kinderriegel. Schwester Corinna sagt, Frühstück hat er erbrochen. Hat er nicht verraten. Nachdem Andreas von der *H3* wieder runter kam, hat er den Fingerklipp zum *Sättigungmessen* mit Heftpflaster an den linken Mittelfinger geklebt. Sieht aus wie E.T., lustig. Er sitzt ganz aufrecht, schläft fast im Sitzen ein. Ich rede ihm gut zu, das Kopfteil ein bisschen tiefer zu stellen. Er gibt nach, schläft dann ein. Der Nachbar wird gewaschen. Geht ihm schon besser. Hab' vorhin Andreas rasiert. Das war auch das erste Mal. Rasiere sonst nur meine Achselhaare weg. Sonne lacht, heut' morgen hat's geregnet. Hab' ein Foto vom Gummibärchenessen gemacht. Schwester Corinna sagt „Herr Bohrmann" zu ihm. Die anderen haben ihn alle geduzt. Andreas war auf dem Topf und wurde geröntgt. Ich hab' derweil einen Kaffee getrunken und Notration feine Schokolade gegessen. Zivi Patrick fragt nach Andreas.
Inzwischen ist es 11.45 Uhr, noch keine *KG* in Sicht. *Sättigung* 97, Puls 103, Temperatur 37,5 °C, Blutdruck 113/67. Sonne ist weg, sieht trübe aus. Andreas liegt fast flach und pennt. Mache mit Andreas' Gymnastikringen Kraftübungen und Sitzgymnastik. Schwester Corinna bringt Kartoffelbrei mit Soße. Andreas schläft noch. Frage Schwester Corinna, wie der Kanal hinter Deichgraf heißt, sie weiß es nicht, schaut nach. Berlin Spandau, Schifffahrtskanal, nach rechts schwimmen, kommt man zum Westhafen.

ca. 12:30 Uhr:

Die Sonne scheint wieder, könnte ein bisschen spazieren gehen und was essen. Andreas blinzelt und lacht. Ich gehe.

14:10 Uhr:

Wieder da. Eine Drainage gezogen, eine hat er noch. Schläft jetzt. Schwester Corinna sagt, *KG* war o.k. Jetzt kommt Sr. Susana. Der Nachbar bekommt die Hände angebunden, weil er immer die Nasensonde rauszieht. Ein Pfleger fragt mich, ob ich Andreas Laptop und Handy mitgenommen hab'. Ob ich das gegengezeichnet habe. Der Schwester hatte ich es gesagt. Die wollte keine Unterschrift. Letzte Nacht war Pfl. Bernhard da.

15:00 Uhr:

Sarah kommt, ich geh' dann bald. Kerzchen in der Kapelle anzünden. Zeitung kaufen und dann zu den *7 Zwergen.* Lese ein bisschen.

16:15 Uhr:

Ich bin wieder da mit Laptop. Fr. Dr. Weber und Dr. Walther waren nacheinander da. Sarah geht kurz vor halb fünf. Andreas isst Kartoffelbrei mit Soße, trinkt Früchtetee. *Sättigung* 98, Puls 109, Temperatur 37,7 °C, Blutdruck 150/74. Ich massiere und öle Andreas die Füße ein. Dann kommt *KG*, macht Hand- und Fußgymnastik. Vorhin wieder „feuchte Nase" über eine Stunde. Mach' ihm jetzt noch ein Brot mit Butter und Kassler, zum Nachtisch ein Fruchtzwerg. Gegen 18 Uhr gehe ich.

Mittwoch, 28.02.07

09:10 Uhr:

Bin wieder da. Pausenvertretung macht ein Pfleger, sonst ist Sr. Ramona da. Andreas hat nicht gefrühstückt, *Bronchoskopie* ist angesagt. Andreas ist müde, hat heute Nacht nicht geschlafen. Hr. Müller ist schon sehr munter ohne Nasensonde. Spricht schon. Nach ca. 30 min muss ich gehen, waschen ist angesagt. Gehe Kaffee trinken. 30-40 min später könnte ich wieder rein, von wegen. Nach einer Stunde kommt endlich Sr. Ramona und sagt, ich kann noch eine Stunde weg. Hrn. Müller geht's nicht gut. Kurz vor halb eins bin ich wieder da. Andreas hat nix gefrühstückt. Gleich wird *Bronchoskopie* gemacht. *KG* war da und zweimal „feuchte Nase". Letzte Nacht war wieder Bernhard da.

13:10 Uhr:

Temperatur 38,4 °C, *Sättigung* 93-94, Puls 114, Blutdruck 140/65. Gleich ist *Bronchoskopie*, Andreas schläft, hab' Fußmassage gemacht. Andreas furzt fröhlich. Dr. Hoffmann kommt ins Zimmer und sein Telefon klingelt. Er sagt, die Temperatur und die Schlappheit machen ihm Sorgen. Schwester fragt, ob ich Andreas wasche, eincreme und rasiere? Klar, Fußmassage auch. Fotoapparat-Akku ist leer, muss ich aufladen.

14:00 Uhr:

Noch keine *Bronchoskopie* in Sicht. Pfleger Hans löst ab. Sagt: „Hallo Meister Bohrmann, wie geht's?" Fr. Dr. Weber macht *Bronchoskopie*, alles o.k., dann Röntgenbild. Putzmädels kommen. Pfl. Hans sagt, er will heute Abend das *Herthaspiel* sehen 20.30 Uhr. Andreas sieht traurig aus. *Sättigung* 96, Puls 120, Temperatur 38,6 °C, Blutdruck 150/73. Nachher „feuchte Nase" und Bettkante. Andreas isst Kekse und trinkt Tee. Morgen kommt Hautarzt.

ca. 17:30 Uhr:

Ich gehe.

Donnerstag, 01.03.07

09:45 Uhr:

Ich bin da, muss eine Stunde warten. Temperatur 37,4 °C, *Sättigung* 94, Puls 107, Blutdruck 135/78. Darf wieder nichts essen, *Bronchoskopie.*

11:05 Uhr:

„Feuchte Nase" und 6 l Sauerstoff. Schwester Ramona ist da, letzte Nacht war wieder Pfl. Bernhard da. „Feuchte Nase" bis 11.30 Uhr. Gleich kommt *KG* und ich gehe was essen.

12:20 Uhr:

Ich bin wieder da, Zivi Patrick lässt mich gleich rein. Andreas sitzt an der Bettkante ca. 45 min. *Sättigung* 95, Puls

107, Blutdruck 140/70. Er sieht nicht sehr glücklich aus. Temperatur 37,2 °C, wieder in die Waagerechte, gleich *Bronchoskopie*. Dr. Ralf macht *Bronchoskopie* wegen Keimbestimmung. Naht von Lunge an Luftröhre sieht gut aus. Dr. Jordanov schaut rein. Sr. Ramona reibt Gesicht mit Pickellotion ein. Andreas sagt, alles brennt, und ist sauer.

13:45 Uhr:

Fr. Jung kommt und Gerd, der Autohändler, netter Typ. Andreas tut der Arm weh. Sr. Ramona geht, Pfl. Hans kommt. Dr. Walther kommt zu Besuch nach 14 Uhr, Hans saugt ab. Dann „feuchte Nase“ 14.40 Uhr bis 17.40 Uhr. Muss wieder Handschuhe anziehen. *Sättigung* 99 mit 4 l Sauerstoff. Andreas kann mit der rechten Hand schon schreiben. Hans sagt: „Ist der Liebesbrief für mich?“ Hans bringt lecker Pflaumenkuchen mit Streusel und Milchkaffee. Super, Andreas möchte keinen. Sr. Claudia hilft Pfl. Hans, Andreas in einen Sessel zu setzen. Ganz schöner Aufwand. Dann kommt noch das Fahrrad 15.35 Uhr. Geht gut. Habe Andreas schon ein paarmal sein Handy angeboten. Er wollte nicht. Jetzt hat er es selbst verlangt und ist ganz vertieft. Bruder Jakob kommt zu Besuch, treffe Dr. Jordanov im Treppenhaus und erzähle, dass Andreas Fahrrad fährt. Dr. Hoffmann ist zufrieden.

16:40 Uhr:

„*Egon*“ kommt, immer noch „feuchte Nase“ und Sessel.

17:30 Uhr:

Wieder ins Bett. Temperatur 37,7 °C, *Sättigung* 99, Puls 110, Blutdruck 140/70. Sr. Manuela hilft Hans. Er sagt, immer lächeln, sonst wird's festgetackert. „Feuchte Nase“ weg. Vorhin zwei Fruchtzwerge gegessen. Essen Brot und schauen TV. Hans sagt, Andreas' Spitzname ist „Fakir“, weil er immer im Schneidersitz hockt. Fr. Dr. Weber war da und ist zufrieden, sagt 200 % Verbesserung zu gestern. Hans räumt seinen Nachttisch ein. Ich will helfen. Er sagt: „Schreiben Sie mal Ihr Buch.“

18:00 Uhr:
Ich gehe.

Freitag, 02.03.07

10:20 Uhr:
Wieder da, musste 3-mal klingeln, dafür nur kurz ins Wartezimmer. Vor Andreas steht eine Waschschüssel, die sehr nach Kamille riecht. *Sättigung* 95, Puls 102, Blutdruck 120/70. Andreas putzt seine Zähne alleine. Hr. Müller macht *KG.* Sr. Ramona rasiert, wäscht, cremt ein. Habe Andreas vom Knusperbäcker Käsekuchen mitgebracht. Er schaut nebenbei TV. Zwischen waschen usw. ruft Hr. Müller, er will wieder an die Beatmung. Ramona flitzt hin und her. Heute Nacht war Pfl. Bernhard da. Andreas hat wohl irgendwann erbrochen. Gestern Abend haben Geli, Gabi, Papa, Tommi und Martine angerufen und lassen grüßen. Aprilwetter. Sr. Ramona macht Halskrause an der Trachealkanüle frisch. Andreas sieht sehr gequält aus.

Nach 11 Uhr:
Bruder Jakob kommt zu Besuch. Ramona ist ewig weg, eben ruft jemand nach ihr. Sie kommt nicht. Hr. Müller klopft und ich frage, ob ich die Schwester rufen soll, er nickt. Ich sage vorne Bescheid. Endlich kommt sie und ist gleich wieder weg. Andreas schläft halb, halb sieht er TV. Ich bin nicht so interessant. Armer Hr. Müller, er klopft noch mal, ich hole Pfl. Christian und lese Lippen: „Mehr Luft." Pfleger Andreas kommt und hilft, ihn ins Bett zu legen, Sr. Ramona sagt, sie hätte vor dem Zimmer gesessen.

11:55 Uhr:
Puls 89, *Sättigung* 96, Blutdruck 131/71.

12:00 Uhr:
KG kommt, ich gehe essen.

12:55 Uhr:

Wieder da. Andreas sitzt im Sessel, seit 30 min „feuchte Nase". „Klingel", da er klingelt, will „feuchte Nase" weg haben. Das Essen steht vor ihm. Kartoffelbrei, Hackbraten und Kohlrabi. Puls 104, *Sättigung* 95, Blutdruck 121/71. Sr. Ramona schließt ihn wieder an die Maschine an und will Blut nehmen, geht nicht, Andreas braucht eine neue Nadel, er isst lustlos. Als ich kam, war der Arzt da und hat mich raus geschickt. Sagt nichts. Käsekuchen schmeckt ihm gut.

13:20 Uhr:

Pfl. Hans kommt. Andreas isst noch einen Fruchtzwerg.

13:50 Uhr:

Ich mache Foto. Andreas sitzt im Sessel und hat grünes Papiertaschentuch in der Nase.

14:00 Uhr:

Andreas muss aufs Klo. Sr. Ramona holt *„Egon"*. Aktion erfolgreich beendet. Hans holt mich wieder rein. Hab' Kaffee getrunken. Hans sagt: „Das kannst du dir sparen, das liest sowieso keiner, du kommst gleich an die Sprechkanüle." Esse Andreas' Splitterbrötchen mit Pflaumenmus, Hans bringt mir Milchkaffee. Andreas schläft im Sitzen ein. 16 Uhr: Wieder ab ins Bett. Kurz „feuchte Nase".

16:20 Uhr:

Puls 101, Blutdruck 124/72, Temperatur 37,1 °C, *Sättigung* 97. Hans zieht die Nadel aus der Arterie. Blutet ordentlich nach. Druckverband. Fr. Dr. Jäger hat Unterstützung. Ihr Sohn ist da, 73-jähriger Ehemann liegt auch auf der *IPS*. Andreas trinkt *Bioni*.

Nach 17:00 Uhr:

Sarah kommt. Ich gehe. Telefoniere mit Ralf, ist schon in Berlin, noch ca. 20 min. Schreibe Matthias eine SMS, er zurück, alles o.k. Ralf kommt nach 18 Uhr. Wir treffen Sarah noch auf dem Gang. Bis 19 Uhr, dann gehen Papa und ich.

Samstag, 03.03.07

Kurz vor 10 Uhr sind wir wieder da. Müssen bis 11 Uhr im Wartezimmer sitzen. Andreas sitzt im Sessel. Pfl. Bernhard ist da. Eine Stunde „feuchte Nase". Puls 99, *Sättigung* 95. Die letzten zwei Nächte war Sr. Franka da. Andreas will seinen Laptop. Pfl. Bernhard sagt, 12 Uhr gibt es Mittagessen. Andreas will erst um 13 Uhr essen. Mache Foto von Andreas mit Laptop.

12:30 Uhr:

Wir gehen.

14:45 Uhr:

Wieder da. Mittags gab's Schwein ohne Soße, Kartoffeln und Gemüse. *Sättigung* 97, Puls 91. Schwester Petra ist da. Blutdruck 119/87. Andreas ist k.o. Heute Abend wird noch geröntgt. Blutzucker 170. Andreas isst Marmorkuchen von Oma.

16:30 Uhr:

Wir gehen.

17:30 Uhr:

Ralf kommt noch mal alleine.

Sonntag, 04.03.07

9:30 Uhr:

Wir sind im Wartezimmer.

10:15 Uhr:

Wir dürfen zu Andreas. Pfl. Frank macht Pausenvertretung. Pfl. Bernhard ist für die zwei Herren zuständig. Andreas hatte schon *KG* und jetzt „feuchte Nase". Er sitzt im Sessel und fragt, wie die Brezel geschmeckt hat. *Sättigung* 99, 4 l Sauerstoff, Puls 103, Blutdruck 126/74, Temperatur 37,1 °C. Andreas hat Bauchweh, heute Nacht war Pfl. Karsten da. „Feuchte Nase" seit ca. 9.40 Uhr. Andreas putzt

Zähne. Dr. Hoffmann kommt beruhigt. Röntgenbild o.k. Bauchweh vielleicht von zu viel Kreon. Zeichnet uns Bild von Luftröhre und Trachealkanüle. Sprechkanüle gegen 11 Uhr, Andreas hat Angst, er bekommt nicht genug Luft. Hustet Schleim hoch. Das ist gut. Er will wieder an die Maschine. Pfl. Bernhard sagt, noch 20 min. Andreas: „Du bist gemein!“ Bernhard: „Ich weiß, du kannst das.“ *Sättigung* mit 2 l Sauerstoff 98-99. 30 min Sprechkanüle, dann „feuchte Nase“.

11:30 Uhr:

Papa fährt heim.

ca. 13:00 Uhr:

Ich bin wieder da. Andreas sitzt immer noch mit „feuchter Nase“ im Sessel. Zum Mittagessen gab es Roulade und Kartoffeln, hat alles verputzt. Sonne scheint. Gerald von der Kinderklinik MA K7 hat auf die Mailbox gesprochen. Handy ist im Einsatz.

13:35 Uhr:

Andreas hat genug von der „feuchten Nase“ und will wieder an die Maschine. Pfl. Bernhard macht das auch gleich. Andreas schläft dann im Sessel ein. *Sättigung* 97, Blutdruck 134/80, Puls 98, *blauer Wert* 1. Andreas ist es warm, er hat Kühlakkus im Nacken und auf dem Bauch, packt um auf den Oberschenkel. Rechte Hand arbeitet mit den schwarzen Ringen, linke hat den Fingerklipp für die *Sättigung.*

14:00 Uhr:

Petra kommt. Andreas' Gesicht häutet sich, er reibt dran rum. Auch an seinen Fußsohlen. Desinfektion, sitzt immer noch im Sessel. Ring und Fingerklipp tauschen den Platz. Prima. Als ich in der Mittagspause war, wurde der Blasenkatheter gezogen, war undicht. Hr. Müller will den „Schieber“, Bettpfanne. Blutzucker ist 192 um 15 Uhr.

15:25 Uhr:

Sarah ist noch nicht da, wollte gegen 15 Uhr kommen.

16:15 Uhr:

Sr. Nicole hängt die „feuchte Nase“ an. Werde bald gehen. Hr. Müller hat Besuch.

17:00 Uhr:

Noch „feuchte Nase“, noch Sessel, keine Sarah in Sicht. Beim Blutdruckmessen hat sich das Teil so aufgeblasen, dass es ihm wehtut. Sr. Martina sagt, heute fünf Stunden „feuchte Nase“. Gegen 17 Uhr gehe ich.

Montag, 05.03.07

10:40 Uhr:

In *IPS* nicht lange gewartet. Andreas sitzt im Bett als „Fakir“ ohne Nasensonde, die wurde heute Morgen gezogen, weil er genug isst. Sr. Martina kommt zu Besuch. Sonne scheint. *Sättigung* 97, Puls 101, Blutdruck 131/85, *blauer Wert* 11. Andreas will die Trachealkanüle endlich raus haben. Sarah ist krank. Dr. Marquardt schickt mich raus und untersucht Andreas. Scheint alles o.k. Er will wieder an die Maschine. Schon 2 Std. 20 min „feuchte Nase“.

11:30 Uhr:

KG kommt, ich mache Mittagspause. 1 Std. später: Andreas läuft 10 min mit der Rennziege. In der Zeit ziehen Hr. Müller und Andreas um in ein anderes Zimmer. Pfl. Bernhard nimmt ihn 12.50 Uhr wieder an die Maschine. 4 Std. „feuchte Nase“. *Sättigung* 95, Blutdruck 128/75. Heute Nacht war Pfl. Karsten da, nachher kommt Pfl. Hans. Mittagessen: Rindfleisch, Meerrettich und Kartoffeln, schmeckt ihm, lässt zwei Kartoffeln übrig.

13:10 Uhr:

Andreas *Ente*, Hr. Müller *Schieber*. Bei Andreas ist was undicht, Blut läuft aus der Infusion, Schlafanzug und Verband blutig. Pfl. Bernhard: „Keine Panik.“ Wechselt Verband. Schutzengelchen (kleiner Teddy, Geschenk von

Sarah) sitzt einsam auf dem Regal, kraule es ein bisschen und gebe es an Andreas weiter. Der sieht müde und traurig aus. Dr. Hoffmann kommt, treibt an und lobt. Kommt noch mal *EKG*, schlägt Wellen und macht Krach. Kein Pfl. Hans, der ist anderswo, Pfl. Oliver kommt. Handy im Einsatz. Hans kommt kurz, sagt, Zucker war abends mal 400, nachher aber tagsüber wieder weniger.

14:25Uhr:

„Feuchte Nase“ und TV. Puls 110, *Sättigung* 97, Blutdruck 138/88. Ev. Pfarrerin schaut rein mit Prof. Dr. Heinemann und Dr. Hoffmann. Prof. Dr. Heinemann hält Daumen nach oben.

15:00 Uhr:

Ich mache Kaffee- und Pinkelpause.

15:30 Uhr:

Andreas isst Marmorkuchen von Oma. Blutzucker 220, *Sättigung* 96, Puls 112, Blutdruck 136/84.

15:30 Uhr:

„Feuchte Nase“ weg, wieder an die Maschine. Kuchen schmeckt ihm. Matthias und Ralf sind heute Mittag in HD Uniklinik, Nephrologische Ambulanz. Seit *KG* und Laufen hat Andreas schicken hellblauen Schlafanzug an.

15:45 Uhr:

Schaut TV. Er isst Fruchtzwerg und Kinderriegel. Mache 2 Fotos, eins von Andreas im Sessel und eins von der Trachealkanüle.

15:55 Uhr:

Sättigung 97, Puls 107, Blutdruck 137/87, *blauer Wert* 3. Schickes neues Antibiotikum, rot, läuft ein, färbt auch Urin rot. Pfl. Hans sagt: „Das müssen Sie gleich in Ihr Buch schreiben.“ Pfl. Oliver ist erschrocken, weil ich fragte, ob das wirklich für Andreas ist oder für den Nachbarn. Oliver sagt, ich soll schauen, dass Andreas genug trinkt. Netter Kerl.

16:45 Uhr:

„Egon". Ich gehe Wasser trinken.

17:15 Uhr:

Noch im Sessel und „feuchte Nase". *Sättigung* 95, Puls 112, Blutdruck 138/81. Handy im Einsatz. 17.30 Uhr werd ich gehen.

Dienstag, 06.03.07

10:40 Uhr:

Ich bin wieder da. Liegt im Bett. *Sättigung* 98, Puls 92, Blutdruck 144/82, letzte Nacht war Pfl. Karsten da.

11:00 Uhr:

Pfl. Bernhard setzt Sprechkanüle auf. Andreas ist nicht begeistert. Hustet. Schleim kommt hoch. Bernhard ist unerbittlich. Im Liegen geht's nicht. Bernhard macht das Bett hoch. Vorher 1,5 Std. „feuchte Nase". Er sagt, sein linker Fuß tut weh, er kribbelt. Er erzählt munter. Er hat einen Temperaturfühler an der Leiste. Einen Kühlakku wollte er auch, der rutscht runter zum Temperaturfühler, 35,1 °C. Gleich soll *Bronchoskopie* gemacht werden. *Sättigung* 99, Puls 94, Blutdruck 144/82, Temperatur 35,3 °C. Zuerst wird Hr. Müller *bronchoskopie*rt, ich muss raus, als ich wieder komme, ist *KG* am Werk. Sprechkanüle ist noch drauf.

11:40 Uhr:

Jetzt kommt Rennziege zum Einsatz, da muss ich gleich ein Foto machen, drei Stück.

11:45 Uhr:

Ich gehe.

13:05 Uhr:

Wieder da. Andreas sitzt im Bett und ist schon beim Nachtisch. Schokopudding. Vorher gab's Gabelspaghetti und Tomatensoße. Sprechkanüle war eine Stunde im Einsatz. Pfl. Bernhard räumt Geschirr ab. Andreas ist an der

Maschine. *Sättigung* 98, Puls 100, Blutdruck 131/81, *blauer Wert* 10.

13:10 Uhr:

„Feuchte Nase"

13:20 Uhr:

Wieder an die Maschine zum Inhalieren. Dr. Marquardt untersucht Andreas und ist zufrieden. Andreas pennt nebenbei. Sprechkanüle 13.45 Uhr bis 14.10 Uhr. Andreas ist müde, Bernhard sagt, er macht den Tag zur Nacht. Andreas braucht den *„Egon"*. Gehe auch zu *„Egon"* und Kaffee trinken.

14:20 Uhr:

Pfl. Oliver holt mich wieder rein. Andreas sitzt im Sessel. Jetzt braucht Hr. Müller den *„Egon"*. Wieder raus.

14:55 Uhr:

Oliver holt mich. Nach Sprechkanüle kam gleich „feuchte Nase". Putzmädels kommen, wieder aufstehen. Andreas ist warm, er verlangt nach einem Kühlakku.

15:10 Uhr: Andreas isst Kuchen von Oma.

15:30 Uhr:

„Feuchte Nase" weg. Inhalieren. Vor der *Bronchoskopie* ruft Hr. Dr. Linz aus Heidelberg an und die Ärztin, die Andreas *bronchoskopier*t, ist am Telefon. Sie war vor 15 Jahren auch in Heidelberg und kennt Dr. Linz, sie hält Andreas das Telefon ans Ohr, da freut er sich. Hr. Müller pennt. *Sättigung* 98, Puls 105, Blutdruck 135/85, *blauer Wert* 1.

15:40 Uhr:

Pfl. Oliver holt das Sitzfahrrad und gleich wird geröntgt. Muss wieder raus. Ein Röntgenmann hat gerade eine geraucht und duftet. Geht fix.

15:50 Uhr:

Fahrrad mit „feuchter Nase" bis 16.08 Uhr. Dann kommt Fr. Dr. Böhm für 30 min, Andreas freut sich und sagt, ich kann 17 Uhr gehen.

Mittwoch, 07.03.07

10:30 Uhr:

Ich bin wieder da, eine halbe Tasse Kaffee im Wartezimmer. Andreas sitzt im Sessel mit Sprechkanüle seit 10.30 Uhr. Er sagt, vorher seit 5.54 Uhr an der „feuchten Nase“ und 2-mal inhaliert mit der Maschine. 2 Brote und einen Joghurt gefrühstückt und abgeführt. Sr. Anja ist da. Nachts war Pfl. Karsten noch mal da. *Sättigung* ist 100, Puls will nicht, Blutdruck 137/81.

10:20 Uhr:

Wieder „feuchte Nase“, Sprechkanüle ab. Andreas sagt, sonst bekommt er noch Calcium und Vitamin D, das gibt's hier nicht. Sr. Anja sagt's dem Doc. Hab' ihm vorhin das linke Bein mit Sportsalbe eingerieben. Magnesiuminfusion läuft heute den ganzen Tag. Er packt ein Ü-Ei aus, ist eine lustige Qualle drin. Schokolade futtert er. Puls 107, *Sättigung* 99. Dr. Marquardt untersucht Hrn. Müller, kommt bestimmt gleich zu Andreas. Alles o.k. Magnesium wird helfen. Anja saugt ab. Pfl. Timm macht Pausenvertretung.

11:45 Uhr:

KG kommt. Ich mache Mittagspause bis 12.45 Uhr, esse Putengulasch, Möhren und Spirelli. Andreas sitzt mit „feuchter Nase“. *Sättigung* 99, Puls 107, Blutdruck 136/85, *blauer Wert* 11. Zum Essen will Andreas an die Maschine. Es gibt Putensteak natur mit Soße, Kartoffelbrei und Zucchini. Mahlzeit. Hr. Müller fährt zum ersten Mal Rad. Andreas schmeckt es. Er will auch Rad fahren.

13:40 Uhr:

Wieder „feuchte Nase“. Dr. Jordanov schaut rein. Soweit alles o.k. Andreas isst Erdbeerjoghurt und schwitzt. Kühlakku im Einsatz. *Sättigung* 99, an der Maschine nur 97. Blutdruck 136/83. *blauer Wert* 10. Andreas ist ziemlich erschöpft. Im zweiten Ü-Ei ist ein Geist.

14:30Uhr:

Ich gehe Kaffee trinken. Andreas möchte ein Schläfchen machen.

15:40 Uhr:

Ich bin wieder da, er schläft noch. *Sättigung* 97, Puls 95, Blutdruck 129/82.

16:10 Uhr:

Andreas isst Streusel mit Zuckerguss.

16:30 Uhr:

Er ließt seine SMS von Markus K. und Alisa. Mailboxnachricht von Oma.

16:40 Uhr:

Creme Andreas linke Wade ein.

17:10 Uhr:

Ich gehe, Andreas liegt noch im Bett und ist an der Maschine. Er sagt: „Nach dem Essen ‚feuchte Nase', Sessel und Fahrrad."

Donnerstag, 08.03.07

10:30 Uhr:

Ich bin wieder da, gleich rein. Sr. Anja ist da, nachts war Sr. Bianca da. Andreas sitzt im Sessel und ist müde, hat trotz einer Tablette schlecht geschlafen, Bein tut weh trotz Sportsalbe und Magnesiuminfusion. Bis 11 Uhr schon 3 Std. „feuchte Nase". *Sättigung* 100, Puls 111, Blutdruck 131/83. Gestern war Stromausfall von 20 Uhr bis 21.45 Uhr, immer mittwochs. Andreas wollte Fußball sehen. Schluss hat er noch mitbekommen. Heute Morgen 2 Brote mit Butter und Marmelade.

11:40 Uhr:

Wieder an die Maschine, er ist sehr erschöpft. Sr. Anja meint, die Schlaftablette wirkt noch nach. Hr. Müller hat seinen 40. Geburtstag. Andreas schläft fast im Sitzen ein. Mittagessen noch im Sessel, dann ein Schläfchen. *KG* später. Andreas isst Gulasch und Nudeln, riecht gut, zum Nachtisch Aprikosen, er isst langsam, aber mit Appetit. Gehe 12.20 Uhr.

14:40 Uhr:

Wieder da. Treffe Fr. Jung, sie hat Andreas besucht, erzählt ein bisschen und sagt, Andreas macht das prima. Darf rein. Laufe mit Andreas und *KG* eine Runde. Sr. Katja ist da, Andreas seit 12.30 Uhr wieder an der „feuchten Nase", seit 14.50 Uhr wieder im Sessel. *Sättigung* 100, Puls 107, Blutdruck 125/78. *KG* hat Martina alleine gemacht.

15:30 Uhr:

Andreas isst das letzte Stück Marmorkuchen von Oma. Schmeckt noch. Andreas hat tolles Bild von Schädel-CT, sieht aus wie ein Rosenstock im Winter mit Wurzeln. Bei genauerem Hinsehen Wirbelsäule zu erkennen, Kopf von hinten und von vorne. Von jeder Seite, 6 Bilder, man sieht sogar die Nasensonde. Blutzucker 280, Insulin war abgehängt. Sr. Katja hat ganz schön viel zu tun.

16:35 Uhr:

Andreas kommt zum Inhalieren an die Maschine. Fr. Dr. Weber kommt vorbei. Sagt, im Bein vielleicht Muskelkater vom Krampfen.

17:00 Uhr:

Hr. Müller muss auf den „*Schieber*", ich muss raus bis 17.20 Uhr. Creme dann noch Andreas linkes Bein ein und gegen 17.50 Uhr gehe ich.

Freitag, 09.03.07

10:30 Uhr:

Ich bin wieder da, Andreas sitzt im Sessel, seit 8 Uhr „feuchte Nase", jetzt Sprechkanüle, erste Worte: „Alle lügen." Oh Gott, er isst Toffees, hoffentlich geht's nicht in den falschen Hals. Gestern Abend um 24 Uhr Schmerzen und Schlaftablette. 23 Uhr neuer *ZVK*, 15-20 min, zwei Stiche ohne Betäubung beim Festnähen. Pfl. Uwe hält seine Hand und hat den besten Doc geholt. Über Führungsdraht alten raus, neuen rein. Sr. Anja hat ihn gegen 10 Uhr in den Sessel gesetzt. Andreas ruft Papa an. Sonne scheint. Vielleicht klappt's ja heut' mit dem Kurfürstendamm-Ausflug. Andreas war heute Nacht bis 5 Uhr früh an der „feuchten Nase". Gestern Abend war *Ciclosporinspiegel* wieder sehr hoch. Hilfe. Creme Bein ein und massiere. Physiotherapeutin Martina kommt und fragt Andreas: „Können wir?" Ich gehe dann ca. 11.20 Uhr, fahre zum Ku'damm.

14:45 Uhr:

Sr. Katja ruft an, Teststreifen für Blutzuckermessgerät mitbringen, kosten 39,95 Euro! Andreas wirft sie auf den Boden, Blutzucker 95. Vom Boden darf man nichts aufheben. Mittagessen: Bolognese und Gabelspaghetti, kaum Fleisch, man konnte es grad so essen. Bruder Jakob war vorhin da. „Feuchte Nase" mit 2 l Sauerstoff seit 8 Uhr, dazwischen 1 Std. Sprechkanüle. Bringe Pizza mit, Zivi Patrick wärmt sie in der Mikrowelle auf. *Ciclosporinspiegel* o.k., war Fehlalarm, aus dem Katheter zu konzentriert. Ich esse Andreas' Kaffeestückchen und seine Mandarine. Puls 120, Blutdruck 136/70, *Sättigung* 97. Creme noch mal das arme Bein ein, kurz vor halb sechs gehe ich, nachts wieder Pfleger Uwe da. Bis 23 Uhr „feuchte Nase".

Samstag, 10.03.07

„Feuchte Nase" seit 4.15 Uhr bis 8.15 Uhr, dann Maschine.

10:30 Uhr:

Ich bin wieder da, muss 20 min warten. Andreas liegt im Bett, Werte gut, Zucker 146, ist aber ziemlich k.o. 4 Std. geschlafen, keine Tablette genommen. Pfleger Oliver ist heute da. *KG* Inka kommt zu Hrn. Müller. 2 Brote gefrühstückt. Creme Bein ein mit Salbe und massiere, etwas besser.

ca. 11:30 Uhr:

Ich gehe.

13:00 Uhr:

Ich bin wieder da, etwas warten. Andreas sitzt mit „feuchter Nase" im Bett. Sieht besser aus. Pute und Soße mit Reis und Paprikagemüse. Nachtisch sieht schleimig aus und riecht nach nichts. „Feuchte Nase" seit 11.30 Uhr. Hr. Müller spricht. Creme Bein ein und massiere. Andreas isst Fleisch und etwas Reis und Schokotoffees, Zucker ist 134. Verband von der Narbe ist ab. Dr. Hoffmann kommt. Wegen Bein kommt er nachher noch mal, sonst alles schick. Er sagt, nicht an die Lunge denken, ablenken. Dr. Jordanov kommt im weißen Mantel. Pfl. Hans ist da und macht gleich Witze. Prof. Dr. Heinemann und Dr. Hoffmann schauen rein. Hans schwatzt Andreas die *Thrombosestrümpfe* auf. Er will mit ihm spazieren gehen. Ich erzähle Andreas, dass nach dem Rückfall vor 14 Tagen Prof. Dr. Heinemann zur Visite kam mit Dr. Hoffmann und fragte: „Was ist denn hier los, der war doch schon so gut. Was ist denn da oben passiert?" Sr. Martina kommt zu Besuch, hat zwei Kinder, 7 und 10 Jahre. Pfl. Hans bringt Kuchen, Apfel, schmeckt Andreas. Sonne scheint.

15:45 Uhr:

Andreas, Hans und ich machen einen Ausflug zum Gang, ans Fenster. Hans macht auf, frische Luft für Andreas, ca. 5 min. Dann zurück, winkt Dr. Hoffmann, der hält Daumen nach oben. Hans hat mir vorhin Kaffee und Kuchen gebracht. Andreas bekommt SMS von Julia, Patientin aus Steglitz. Andreas kommt wieder an die Maschine zum Inhalieren. *Hertha* spielt in Gladbach, nach erster Halbzeit liegen sie 0:1 hinten. Vom *Waldhof* noch nichts gehört, Ralf wollte eigentlich SMS schicken. In 10 min ist das Spiel fertig. Schauen wir mal. Pfl. Hans schießt mit Gummihandschuhen auf Andreas und trifft. Gestern Abend gab's lecker Schnitzel, heute Abend Würstchen und Kartoffelsalat. *Hertha* 1:1, noch 25 min zu spielen. Andreas hat Hunger. Sarah schreibt SMS, Ralf ruft an, *Waldhof* gegen Ulm 1:0, *Hertha* hat 1:3 verloren gegen Gladbach.

17:20 Uhr:

Pfleger Hans will mit Andreas noch mal spazieren gehen, ich gehe dann.

Sonntag, 11.03.07

10:30 Uhr:

Ich bin wieder da. Andreas sitzt an der Bettkante und *KG* Inka ist da. „Feuchte Nase" seit 8.15Uhr. Heute Nacht an der Maschine. *Sättigung* 96, Blutdruck 134/72. Gestern Abend 1 Std. Sprechkanüle.

ca. 11:00 Uhr:

Andreas, Pfl. Oliver und ich machen einen Ausflug zur Mittelallee im Sonnenschein. Klappt prima. In der Zeit passt Pfl. Tom auf Hrn. Müller auf und bezieht Andreas' Bett. Jetzt ist Hr. Müller dran mit der Rennziege, das erste Mal. Creme noch mal Bein ein. Ist schon besser. Zucker 247. Insulin gibt's wieder über die Infusion. Mittagessen Kotelette, Kartoffeln und Brokkoli, schmeckt ihm nicht. Karottensuppe und Nachtisch auch nicht. Soll Pizza mitbringen. Gehe in Cafeteria und bringe Andreas ein Stück Pizza mit Pute. Schmeckt ihm. Bei Hrn. Müller sind Frauen zu Besuch. Zucker 90. Zum Inhalieren an die Maschine. Pfl. Oliver saugt Andreas ab. Andreas schläft im Sitzen im Sessel.

14:00 Uhr:

Pfl. Hans kommt und bewirft Andreas mit rotem Verschluss. Andreas sagt, irgendwo tut ihm immer was weh. Pfleger Hans und Hr. Müller machen einen Ausflug, ich glaube, die sind unterwegs eingekehrt. Andreas legt sich Kühlakku auf den Bauch. Pfleger Hans steckt Sprechkanüle auf und entblockt. Andreas erbricht, war nicht richtig geblockt. Neuer Schlafanzug, Schuhe aus und wieder an. Mit der Rennziege und Pfleger Hans an die Luft. Andreas telefoniert mit Papa und Matthias. Wir sitzen in der Sonne. Wieder zurück zur *IPS*. Hr. Müller hat trotz Aufforderung nicht die Betten gemacht. Andreas möchte keinen Kuchen. Pfleger Hans bringt ihm Kaba und mir Milchkaffee. Er ist der Beste. Als wir heute Morgen mit Andreas spazieren waren, kam gerade Prof. Dr. Heinemann mit Hut und Mantel. Andreas sagt, er sehe aus wie „Der Pate". Bei Hrn. Müller sind vier Leute zu Besuch. Creme noch mal Bein ein und massiere. Andreas ist nicht gut drauf, ziemlich kaputt. Pfleger Hans nimmt Blut.

17:15 Uhr:

Ich gehe. Treffe im Wartezimmer Mike und Maria, Patienten aus Steglitz.

Montag, 12.03.07

10:45 Uhr:

Ich bin da. Die letzten zwei Nächte war Pfl. Roland da. Andreas sitzt im Bett und ist traurig, er sagt, es geht ihm nicht gut. *Sättigung* 95, Puls 145, Blutdruck 143/84, *blauer Wert* 3. Schwester sagt, er trinkt zu wenig. Pfl. Oliver ist da, war in der Pause. Heute Morgen *Bronchoskopie*, alles o.k., aber anstrengend. *Sättigung* geht runter auf 90, Temperatur 37,4 °C. Andreas setzt sich wieder, *Sättigung* 95. „Feuchte Nase" seit 11.15 Uhr, heute Morgen schon mal. Oliver setzt Andreas in den Sessel.

11:50 Uhr:

Puls 144, *Sättigung* 93, Blutdruck 143/86. Pfleger geht mit Hrn. Müller zum Röntgen. Kurz vor 12 Uhr will Andreas wieder an die Maschine. Hole Pfleger vom Tresen. Netter Typ, hilft gern, wenn was ist, sagt er, er sei vorne, wir können ihn holen. Gleich wird Martina und Kollegin von der *KG* kommen.

14:10 Uhr:

Wieder da, „feuchte Nase" eben kurz, jetzt wieder Maschine. Ärztin kommt und sagt, *Bronchoskopie* o.k., Beläge an den Nahtstellen. Röntgen o.k. Hans ist da. Es kommt kein Blut mehr aus dem *ZVK*. Mittagessen: Braten mit Soße und Knödeln. Nachtisch Apfelmus, lecker.

14:30 Uhr:

Pfl. Hans setzt die „feuchte Nase" an und saugt ab, Andreas sagt, es brodelt noch. „Relax", sagt Hans. *Sättigung* 95, Puls 135.

14:25 Uhr:

Kochsalz angehängt, Andreas trinkt zu wenig.

15:20 Uhr:

Ich muss raus, Andreas bekommt eine Nadel in die rechte Ellenbeuge gelegt.

16:05 Uhr:

Ich darf wieder rein. Habe in der Sonne gesessen. *Sättigung* 98, Puls 128.

16:40 Uhr:

Sprechkanüle. Andreas sagt, er fühlt sich total scheiße, panisch, er weiß auch nicht, was los ist. *Sättigung* 99, Puls 128. Erbricht beim Kanüle wechseln. Er fühlt sich, als könne er nur oberflächlich atmen. Ein neuer *ZVK* wird gelegt.

17:10 Uhr:

Ab ins Bett, Sessel raus. Ich gehe, Besuch ist da, Fr. Jung.

Dienstag, 13.03.07

10:20 Uhr:

Ich bin wieder da, muss warten, 20 min. Andreas sitzt im Sessel, seit 3 Std. „feuchte Nase", sieht besser aus. Bein so wie gestern, nach Tablette besser geschlafen.

10:40 Uhr:

Inhalieren. Puls 140, *Sättigung* 96, Blutdruck 149/76. Frühstück: 2 Marmeladenbrote und ein Joghurt. Heute Nacht bis halb vier ohne Maschine.

11:15 Uhr:

Wieder „feuchte Nase“. *Sättigung* 97. Creme Bein ein und massiere, Creme ist leer, Schwester bringt Neue. *ZVK* juckt, jetzt an der rechten Seite, der alte war links.

11:55 Uhr:

Noch keine *KG* in Sicht.

12:10 Uhr:

Ich gehe essen und in die Sonne.

13:20 Uhr:

Wieder da. Andreas isst Penne mit Tomatensoße ohne Fleisch. Eine Runde um die Station ohne Pause. Nachtisch ein Joghurt, Blutzucker 83, *Sättigung* 97, Puls 138, Blutdruck 130/76. Schwester Tatjana geht 14.15 Uhr, Hans kommt. An Maschine zum Vernebeln, System klemmt, will nicht auseinander gehen.

15:00 Uhr:

Mit Sprechkanüle, gehen mit Pfl. Hans in den Park. Sonne. Ralf anrufen. Bis 15.30 Uhr, Hans setzt Andreas verschiedene Krabbeltiere auf die Hand. Dann ist Hr. Müller dran. Andreas und ich haben sturmfrei, er ist nur mit der Sprechkanüle am *Sauerstoff*, sonst noch nicht verkabelt. Hole mir einen Kaffee und stibitze von Andreas ein Stück Schokolade, er bekommt Käsekuchen. Wir sind immer noch alleine.

16:30 Uhr:

Andreas steckt den Fingerklipp an, *Sättigung* 100! Hans und Hr. Müller sagen zu Andreas immer „der Kleine“. Dr. Hoffmann sagt, alle Lungentransplantierten haben eine Meise. Die Atmung ist gut, nur glauben die es nicht. Heute Nacht war Pfleger Mirko da. Fr. Dr. Heimerun kommt und sieht sich Andreas’ Werte an, ist zufrieden.

17:30 Uhr:

Gehe ich. Bis 1 Uhr am Morgen Sprechkanüle.

Mittwoch, 14.03.07

Fäden von der rechten Drainage wurden gezogen, hat Pfl. Hans gemacht ca. 21.00 Uhr. Vorher im Arztzimmer E-Mails abgerufen, ca. 120 Stück, ein paar zurückgeschrieben. Davor 19.30 Uhr bis 20 Uhr durch die Station zum Fenster gelaufen. Nachts war Pfl. Mirko da. Von 1 Uhr bis 7 Uhr an der Maschine, dann Sprechkanüle bis jetzt. Selbst gewaschen, die letzten Tage auch.

11:00 Uhr:

Sättigung 99, Puls 121, Blutdruck 126/66. Dr. Hoffmann und russische Ärztin machen Visite, alles schick. Gestern vom Arztzimmer ins Bett ohne Rennziege, nur Pfl. Hans' Hand. Heute ist wieder Sr. Tatjana (kommt aus Serbien) da.

11:15 Uhr:

Raus, Hr. Müller muss auf *„Egon"*. Gleich wird Andreas im Stehen geröntgt. Linke und rechte Flanke tun ihm weh. Ich gehe dann essen.

12:30 Uhr:

Wieder da. Andreas inhaliert ohne Maschine, sitzt im Sessel, hört Musik und pennt.

12:45 Uhr:

KG, auf die Bettkante und üben mit Sprechkanüle. Rücken wird eingeölt, abgeklopft und mit Eishandschuh eingerieben. In *Blubberflasche* pusten, wie früher bei Fr. Schmidt (war damals eine Physiotherapeutin in Mannheim). Rücken wird derweil massiert. Dann kommt die Rennziege zum Einsatz. Strengt ihn an, erholt sich aber rasch. *Sättigung* 100, Puls 120, Blutdruck 150/89.

13:15 Uhr:

Blutzucker 170, ist o.k. Creme linke Wade ein und massiere.

13:40 Uhr:
Noch nicht Mittag gegessen, aber 13.50 Uhr, Putensteak paniert, Kartoffelbrei und Rosenkohl, isst mit Appetit, strengt aber an. Er sagt, bisher bestes Essen. Muss langsam machen, kostet ihn viel Kraft. Er beißt vom Fleisch ab.
14:10 Uhr:
Pfl. Tom kommt, er hatte drei Wochen Urlaub, war in Mexiko. Nachtisch zwei Fruchtzwerge.
14:30 Uhr:
Ich gehe in die Kaffeepause. Gestern hab' ich Andreas die Fingernägel geschnitten. Kurz vor 16 Uhr bin ich wieder da. Andreas war mit Pfleger Martin laufen und am Fenster, jetzt inhaliert er ohne Maschine. Vor ihm steht Kaffeestückchen. *Sättigung* 99, Puls 118, Blutdruck 139/85. Andreas hat genug vom Inhalieren. Martin ist verschollen. Sr. Gabi kommt und nimmt Hrn. Müller an die Sprechkanüle. Andreas muss warten, da darf sie sich nicht einmischen.
16:30 Uhr:
Andreas inhaliert immer noch. Endlich kommt er. Inhalieren weg, Sprechkanüle dran. Andreas sagt, fühlt sich komisch an. Atmung schwer.
16:40 Uhr:
Dr. Walther kommt zu Besuch, war schon zweimal da, als Andreas im Park war.
17:10 Uhr:
Creme linke Wade ein und massiere. Andreas will nicht so viel sprechen.
17:25 Uhr: Ich gehe.

Donnerstag, 15.03.07

10:50 Uhr:
Ich bin da. Sr. Claudia ist da. Andreas sitzt im Sessel am Fenster, frühstückt 2 Brote und Joghurt. „Feuchte Nase" seit 8 Uhr.

Nachts teils, teils. Puls 116, Blutdruck 145/81. Creme Bein ein und massiere. Nachts war Pfl. Mirko da. Andreas ist es warm. Claudia bringt einen Kühlakku. Gestern Abend ist er noch Rad gefahren, vorgestern auch. Sonne scheint ihm ins Gesicht, lasse Rollo runter. Sarah will um 12 Uhr kommen.

11:45 Uhr:

„Egon" ist im Einsatz, Chefarztvisite, gutes Timing.

12:05 Uhr:

KG, Andreas sagt: „Hallo Mädels." Claudia sichert das Mittagessen. Mitternacht wurde die Trachealkanüle gewechselt, ging nichts mehr. Andreas hat gedacht, er stirbt!

12:10 Uhr: Sarah kommt, ich gehe.

15:15 Uhr:

Ich bin wieder da, Andreas sitzt im Sessel am Fenster mit Sprechkanüle. Puls 108, Zucker 88, Blutdruck 132/81, *Sättigung* 100, *blauer Wert* 1. Pfl. Timm ist da, macht Essen warm und nimmt Blut. *„Egon"* für Hrn. Müller, ich gehe raus. Andreas isst Rinderbraten mit Soße, Kartoffeln und Karotten, Nachtisch Mandarinen.

15:40 Uhr:

Kuchen steht auch schon da. Essen strengt ihn wieder sehr an. Pfleger Timm sagt: „Vielleicht liegt's an der Sprechkanüle." Treffer, mit „feuchter Nase" geht's besser. Ich esse den Nachtisch, Blutzucker 149 nach 12I.E. Insulin.

16:30 Uhr: Inhalieren.

17:00 Uhr:

Mit Timm in den Park. 17.30 Uhr gehe ich, die Herren hoch. Nachts 2 Uhr bis 7 Uhr Maschine.

Freitag, 16.03.07

10:50 Uhr:

Ich bin da. Visite: Dr. Hoffmann, junge blonde Ärztin und junger Arzt mit Brille. Magnesiumspiegel 0.6, letzte

Woche 0.7. Bein tut immer noch weh. Andreas sitzt im Sessel mit „feuchter Nase". *Sättigung* 100, Puls 120, *blauer Wert* 3. Sr. Claudia legt Infusion mit Magnesium an, nach Anweisung von Dr. Hoffmann. 12 Uhr bis 13 Uhr beide Herren *Bronchoskopie*, Fr. Dr. Weber, geplant. Creme linke Wade und Fuß ein. Nachts war Sr. Tatjana da. Andreas kühlt Nacken und Fuß. Bruder Jakob kommt. Andreas ist nicht gut drauf, legt seine Füße auf meinen Stuhl. Claudia cremt die Narbe und die Drainagenwunden ein.

12:10 Uhr:

KG kommt. Cornelia läuft 2 Runden mit ihm.

12:50 Uhr:

wieder im Sessel.

13:05 Uhr:

Er hängt im Sessel und pennt. Puls 110, *blauer Wert* -1. Probleme mit Bein. Paracetamol gegen die Schmerzen i. V., soll in 20 min wirken. Blutdruck 128/85.

14:05 Uhr:

Keine Wirkung. Jetzt gibt's ein stärkeres Schmerzmittel. Fr. Dr. Weber noch nicht in Sicht. Blutzucker 120, ist o.k.

14:10 Uhr:

Pfl. Roland kommt. Ich esse Erdbeerkompott. Dr. Hoffmann schaut rein. Wenn bis 16.30 Uhr keine *Bronchoskopie* war, Mittagessen. So geschieht es. Roland bringt mir Wasser, Rosinenbrötchen, Butter und Marmelade. Andreas isst Fleisch mit Soße und Kartoffelbrei.

19:15 Uhr (Matze schreibt):

BÄM, wir (Papa und ich) sind endlich da, nun wird die Schrift endlich mal wieder leserlich. Bekommst die Sprechkanüle vom Pfl. Roland und ... wir müssen keinen Mundschutz aufziehen ... fett ... du hast immer noch Schmerzen im Bein ...

20:30 Uhr:

Wir gehen essen zum Deichgraf, viel!

Samstag, 17.03.07 (Mama schreibt wieder)

11:30 Uhr:
Wir sind da, Pfl. Bernhard ist da. Andreas war nachts ohne Maschine, mit „feuchter Nase“. Sitzt jetzt mit Sprechkanüle auf dem Bett. Zeigt Ralf und Matze, wie man Rechnungen und Lieferscheine für Firma schreibt. *KG* Inka war schon da. Puls 116. Bein besser, Fuß tut mehr weh. Matze und Andreas laden Bilder vom Laptop herunter.

12:45 Uhr:
Wir gehen Brötchen essen bei den *7 Zwergen*.

14:50 Uhr:
Wir sind wieder da. Sr. Bianca hat Dienst. Mittagessen: Sauerbraten und Co, lecker. *Sättigung* 100, Blutdruck 133/83, Puls 122.

16:00 Uhr:
Wir gehen Kaffee trinken.

17:30 Uhr:
Wieder da. Andreas ist noch eng beim Atmen, erschöpfter als vorhin. *Sättigung* 100, Puls 112, Blutdruck 124/81, *blauer Wert* 6. Fußsohle tut mehr weh als linke Wade.

18:50 Uhr:
Blutzucker 128.

19:00 Uhr:
Wir gehen.

Sonntag, 18.03.07

09:40 Uhr:
Wir sind wieder da. Andreas sitzt im Sessel mit Sprechkanüle, nachts ohne Maschine. Sr. Tatjana war da. *Sättigung* 100, Puls 119. Pfl. Christian macht Pausenvertretung. Pfl. Bernhard ist da. Gestern Abend ganze Schlaftablette genommen und davon jetzt noch belämmert.

10:30 Uhr:

Ralf und Matthias fahren zurück.

12:40 Uhr:

Ich bin wieder da. Andreas schläft im Bett an der Maschine, seit einer Stunde. *Sättigung* 97, Puls 109, Blutdruck 132/82, *blauer Wert* 1. Gewicht 47,9kg, 5kg verloren nach OP. Pfl. Bernhard hat Sitzwaage gebracht, sieht aus wie Gartenstuhl. Wieder Sprechkanüle. Blutzucker 118. Dr. Schneider hat *Bronchoskopie* gemacht, alles o.k., etwas Sekret entfernt.

13:05 Uhr:

Mittagessen, Andreas spritzt 20I.E. Insulin. Es gibt Gulasch mit Nudeln, Nachtisch Dosenpfirsiche. Andreas isst Brühe, ich die Früchte, dann noch Buttergebäck von Oma.

ca. 15:00 Uhr:

Ich gehe. Andreas hat Bauchweh.

16:30 Uhr:

Ich bin wieder da. Andreas liegt im Bett. Puls 146-150, Blutdruck 144/77, *Sättigung* 95, inhaliert. Fr. Doktor macht *EKG*, nichts Aufregendes festzustellen. Blutgase o.k. Zucker 111. Sr. Bianca soll Flüssigkeit anhängen, Art Kochsalz. Fr. Doktor schaut noch die Beine an und sagt, Magnesium- und Bewegungsmangel. Andreas ist heute noch nicht gelaufen. Erst schlapp, dann keine Zeit. Temperatur 36 °C.

17:15 Uhr:

Blutdruck 122/82, Puls 132, *Sättigung* 99.

17:30 Uhr:

Ich gehe.

Montag, 19.03.07

10:30 Uhr:

Ich bin wieder da. Andreas sitzt mit Sprechkanüle im Bett und fühlt sich flau. Hat Haarwaschhaube auf. Pfl. Bernhard föhnt ihn, Andreas sagt, das kann er eine halbe Stunde machen, ist schön. Nachts ohne Maschine. *Sättigung* 99, Puls 123, Blutdruck 124/93. Nachts war Sr. Tatjana da. Fuß tut noch weh. Andreas sieht bedrückt aus. Gestern Abend eine halbe Runde mit Sr. Bianca gelaufen, dann k.o. Bianca schiebt ihn zurück. Gestern keine Schlaftablette, aber wieder nur eine oder eineinhalb Stunden geschlafen.

11:35 Uhr:

Andreas läuft mit Pfl. Bernhard eine Runde mit einer Pause bis 11.45 Uhr, ging gut, fühlt sich besser.

12:30 Uhr:

KG, ich gehe essen.

14:25 Uhr:

Wieder da. Sr. Nicole kommt. Essen mit Sprechkanüle, hat ihm geschmeckt. Schweinebraten mit Knödel. Sitzt im Sessel und ist unzufrieden. Dauert alles so lang, ist anstrengend. *Sättigung* 99, Puls 109, Blutdruck 124/93, schläft fast ein.

15:30 Uhr:

Andreas möchte noch mal laufen. *KG* kommt, eine Runde bis zum Fenster und zurück, geht gut. Drei Runden heute, letztes Mal zwei Runden, ohne Pause.

17:10 Uhr:

Ich gehe. Dr. Schneider war noch da mit anderem Arzt, machen Tests mit dem Fuß. Nachts war Pfl. Christian da. Von 23 Uhr bis 2 Uhr geschlafen, dann dreimal wach.

Dienstag, 20.03.07

10:30 Uhr:

Ich bin da, es ist gerade Visite. Dr. Hoffmann und anderer Arzt, ausführliches Gespräch. Beim nächsten Inhalieren soll ein Arzt dabei sein, weil ihm unwohl wird dabei. Sr. Claudia ist da. Puls 111, Blutdruck 145/83, *Sättigung* 98. Gestern 22 Uhr ein paar Minuten ohne *Sauerstoff*, *Sätti-*

gung runter auf 91-92, als Sr. Nicole und Pfl. Christian sich abgelöst haben.

11:25 Uhr:

Inka kommt, *KG*, Atemtherapie und Laufen. Dann Essen: Rindersteak und Kartoffeln, Dosenaprikosen.

13:30 Uhr:

Dazwischen Chefvisite. Professor will Andreas auf *H3* legen, wenn ich das Gemurmel im Gang richtig verstanden habe.

13:40 Uhr:

Ich gehe und bin 15.30 Uhr wieder da. Andreas liegt im Bett und ist unlustig. Trachealkanüle sollte um 15 Uhr gelegt werden und liegt noch auf dem Tisch. Blutzucker 78, *Sättigung* 97, Puls 128. Sr. Nicole ist da.

16:20 Uhr:

Puls 113, Blutdruck 126/56, *Sättigung* 99-100. Ich gehe gleich.

Ca. 18 Uhr und 21 Uhr inhaliert Andreas Colistin, Ärztin ist dabei, passiert nix. Pfl. Christian kommt nachts. Schlecht geschlafen.

Mittwoch, 21.03.07

10:30 Uhr:

Ich bin da. Sr. Tatjana ist auch schon zwei Runden mit Andreas gelaufen. Jetzt sitzt er im Arztzimmer am PC ca. 30 min. *Sättigung* 99. Fuß tut noch weh. Er ist ganz munter, isst Joghurt um 11 Uhr.

11:20 Uhr:

Neue *KG* kommt, Atemtherapie und Treppensteigen, mit Ilka, Tatjana, Hrn. Müller und mir. Ilka lobt ihn, große Leistung. Zivi Patrick schaut rein. SMS von Papa, schreibt zurück.

12:50 Uhr: Blutdruck 125/84, *Sättigung* 99.

13:00 Uhr:

Mittagessen: Schweinegulasch mit Soße und Kartoffelbrei.

15:45 Uhr:

Ich bin wieder da. Fr. Wagner ist zu Besuch, *Sättigung* 99, Fuß tut noch weh. Andreas ist gut drauf, Puls 123. Sr. Nicole ist da.

17:30 Uhr:

Ich gehe.

Donnerstag, 22.03.07

10:15 Uhr:

Ich bin da, treffe Andreas und Hrn. Müller am Fahrstuhl, Röntgen. *Bronchoskopie* hat gezeigt, dass Beläge an der rechten Bronchienseite sind, die müssen erst abgetragen werden bei *Bronchoskopie*, solange bleibt Kanüle im Hals. Andreas ist bedrückt, Fuß tut immer noch weh. Dr. Jordanov hat bei *Bronchoskopie* mit Dr. Bernhard gesagt, heute käme der Neurologe. Dr. Bernhard sagt, Röntgenbild ist sehr gut. *Sättigung* 99, Puls 128, Blutzucker 200 irgendwas. Sr. Tatjana macht wärmendes Fußbad für schmerzenden Fuß. Nachts besser geschlafen, mit halber Schlaftablette. Großer Pfl. Andreas war nachts da, nicht der mit der kurzen Hose.

11:15 Uhr:

Andreas geht mit Sr. Tatjana laufen, ich gehe. Er schläft dann noch ein bisschen. Neurologe kommt, er sagt, Beinschmerzen wahrscheinlich durch Gewichtsabnahme und mangelnde Bewegung, wahrscheinlich Nervenschmerzen.

13:30 Uhr:

Ich bin wieder da. Mittagessen: Gabelspaghetti und Gemüsebolognese. Schmeckt ihm nicht. Zum Frühstück nur Joghurt gegessen, wie soll er da zunehmen? Blutzucker 176 vor dem Mittagessen. Neurologe sagt, dieser Nerv, der am Innenknöchel entlang läuft, sei eine Fehlkonstruktion des Körpers. Andreas kühlt ihn sich mit einem Akku. Sr. Tatjana hat die Fäden an der Drainage gezogen. Sie geht 14.10 Uhr, Sr. Eva kommt. Fr. Wagner kommt zu Besuch.

14:30 Uhr:

Fr. Jung aus Steglitz kommt, Grüße von allen. Heike, Martin und Eva, Patienten aus Steglitz, wollen Samstag kommen. Bei Hrn. Müller sind auch zwei Psychologen da. Blutdruck 140/82, *Sättigung* 98-100.

15:30 Uhr:

KG kommt, zuerst zu Hrn. Müller. Andreas inhaliert, hatte schon heute Mittag *KG*.

16:00 Uhr:

Ausflug mit Sr. Eva und Fr. Wagner sowie Hrn. Müller ins Restaurant zum Kaffeetrinken, bis 17.45 Uhr, schön.

ca. 18:00 Uhr: Ich gehe.

Freitag, 23.03.07

10:30 Uhr:

Ich bin da, Hr. Müller sagt: „In einer Stunde bin ich weg." Sr. Tatjana ist da. Nachts Sr. Nicole. Halbe Schlaftablette, einigermaßen gut geschlafen. Sitzt im Sessel und inhaliert, dann Sprechkanüle. Geht ihm gut. Fußschmerz ist ein *„Tarsal-Tunnel-Syndrom"*.

11:30 Uhr:

Sättigung 99 bei 1 l Sauerstoff. Frühstück 2 Weißbrote und ein Pudding.

12:20 Uhr:

Mittagessen: Geschnetzeltes mit Nudeln und Ananas. Blutzucker 282. Ich gehe.

14:30 Uhr:

Wieder da. Sr. Eva ist da. Puls 133, Blutdruck 135/84, *Sättigung* 99. Bringe Amerikaner mit Schokoboden und Schokocroissant mit und trinke mit Andreas Kaffee. Martin hat SMS geschickt, Mike aus Steglitz wird heute transplantiert.

15:30 Uhr:
Andreas zieht um. Meiers, Nachbarn aus Ludwigshafen, haben eine Karte geschrieben, alle, sogar Hanna und Max, haben unterschrieben, süß.
16:30 Uhr: Ich gehe, Andreas ist nicht so gut drauf.

Samstag, 24.03.07

10:40 Uhr:
Ich bin da. Pfl. Mark ist da, nachts war Pfleger Andreas mit kurzen Hosen da. *Bronchoskopie* durch Fr. Dr. Kuhn, war nicht schlimm.
10:50 Uhr:
Frühstück: Cornflakes mit Kabapulver und H-Milch. Puls 123, Blutzucker 160. Gestern Abend noch 20 min im Internet und *KG*, kam nach 16.30 Uhr. Andreas läuft ohne *Sauerstoff*, ich schiebe Pfl. Timm mit der Rennziege. Martina kommt zur *KG* 11.15h, auch für den Fuß. *Sättigung* 100 mit einer Spur *Sauerstoff*. Dr. Jordanov schaut vorbei, Beläge sind weniger.
12:00 Uhr: Essen: Bratwurst, Sauerkraut und Kartoffeln.
12:15 Uhr:
Ich gehe, habe auch Hunger.
15:00 Uhr:
Ich bin wieder da, Sr. Johanna auch.
15:30 Uhr:
Andreas ruft Freund Norman an. Andreas ist gut drauf. Prof. Dr. Heinemann und Dr. Hoffmann waren da, als ich Essen war. In den Park mit Sr. Johanna, Pfl. Thomas und einem anderen Patienten, in die Sonne, 30 min. Puls 117, Blutdruck 124/79, *Sättigung* 100.
ca. 17:45 Uhr:
Ich gehe. Dr. Walther war gegen 19 Uhr da und Tante Gitte hat angerufen.

Sonntag, 25.03.07

10:20 Uhr:

Ich bin wieder da. Andreas sitzt im Sessel und ist müde, kalt ist ihm auch, will Fieber messen. Blutdruck 124/69. Cornflakes gefrühstückt. Temperatur in der Leiste 35,8 °C. Gegen 12 Uhr geht's zum Röntgen im Stehen. Böser Schmerz im Fuß ist noch da. *Sättigung* 100.

10:45 Uhr:

Andreas zieht seine Schuhe aus und lehnt sich zurück, macht kurz die Augen zu, sieht gequält aus. Steht dann auf und geht zum Spiegel, hustet trocken und läuft im Zimmer rum. Erst ohne *Sauerstoff*, dann steckt er den Schlauch wieder an. Schaut zum Fenster raus, in die Sonne. Spaziergang mit Pfl. Timm zum Fenster, über die Station zurück, ohne *Sauerstoff*. *Sättigung* 96, vorher 1 Liter, dabei 100er *Sättigung*. Dr. Hoffmann sagt, morgen *Bronchoskopie* und *IV* absetzen, dann überlegen, ob auf *H3*. *KG* Steffi sagt: „Lass' ihn uns doch, er ist der Beste." Andreas will von hier gleich nach Teltow zur Kur.

11:30 Uhr:

Röntgen, ich gehe.

14:00 Uhr:

Ich bin wieder da, Sr. Johanna auch. Dr. Hoffmann kommt: „Warum sind Sie nicht in der Sonne?" Röntgenbild tiptop. *Pseudomonas* siebenmal nicht nachgewiesen, *MRSA* dreimal nicht. *KG* Martina war auch da. Dr. Hoffmann dreht den *Sauerstoff* ab, eine Stunde später *Sättigung* 97. Sr. Johanna bringt mir Cappuccino aus eigenem Bestand und einen Teebeutel, lieb.

15:50 Uhr:

Blutzucker 61. Von 16 Uhr bis 17.30 Uhr mit Pfl. Tom im Park in der Sonne, aber windig.

ca. 18:30 Uhr:

Ich gehe. Haben beim Thailänder bestellt, Andreas: „Thai war gut, aber noch mal ess' ich das nicht."

Montag, 26.03.07

10:30 Uhr:

Ich bin da. Andreas kommt mir im Wartezimmer entgegen, ist munter. Gleich *Bronchoskopie.*

10:45 Uhr:

Dr. Linz ruft an. Blutdruck 134/84.

11:40 Uhr:

Ich gehe. Merci und 20 Euro für *IPS.*

12:50 Uhr:

Ich bin wieder da. Andreas schläft. Vielleicht bleibt er doch noch eine Nacht, auf *H3* ist kein Bett frei.

13:55 Uhr:

Regina kommt, *KG* bis 14.15 Uhr. Sr. Fatma löst Pfl. Timm ab und bringt unterschriebene *Hertha-Bilder* mit. Circa seit einer Stunde ohne *Sauerstoff. Sättigung* 93, Puls 130. Bin Andreas mit dem Nachttisch an den schmerzenden Zehen gefahren. Regina lässt Andreas ein Atemgerät da, Spielzeug mit drei Kugeln und Blasrohr für Atemübungen.

15:30 Uhr:

Fr. Dr. Weber macht *Bronchoskopie.* Kanüle bleibt noch drin. Beläge und Schleim tief in der Lunge.

15:30 Uhr:

Blutzucker 187. Sr. Fatma sagt, in 30 min auf *H3.* Zuerst in den Park, „Pommes Schranke" essen mit Fatma, Thomas, Fr. Wagner und einem anderen Patienten. Beim Reingehen fällt Andreas über die Schwelle auf die Knie. Er sagt, alles o.k. Hilfe! *H3* Zimmer 8 ca. 17 Uhr.

17:45 Uhr:

Ein Arzt untersucht ihn, dann Abendessen.

18:10 Uhr: Ich gehe.

Dienstag, 27.03.07

10:30 Uhr:

Ich bin da. Andreas ist im Bad. Sr. Katharina ist da. Bringe T-Shirt, Pulli und Unterwäsche mit. Andreas hat schon Trainingshose an. Pulli anziehen mit Kanüle ist schwierig. Sieht gleich ganz anders aus. Andreas sitzt auf dem Bett und inhaliert. Fuß tut noch weh. Zwischenmahlzeit O-Saft. Andreas klingelt, Sr. Katharina kommt, neue Inhalation. EDV-Mensch vom DHZB kommt und macht Internetverbindung. Andreas lässt's gleich piepsen. Schwesternschülerin Christin misst Blutdruck 138/83, *Sättigung* 100 und Heparinspritze in den Bauch. Andreas sagt: „Scheiß Spritze." Internetproblem. Kabel raus, wieder rein, geht nicht. Startet neu. Schaut jemand neugierig durchs Fenster. Putzmädel macht Überschwemmung. Andreas ruft Fr. Wagner an. EDV-Mensch soll noch mal kommen. 2 Männer kommen. Blutentnahme, 46,7kg. Mittagessen ist in *IPS* gelandet. Andreas sagt: „Fuß kaputt, Fuß aua, Fuß operieren, jetzt." Essen kommt, Pizza. Nachtisch: Pfirsich. Schmeckt gut. Blutzucker 130, 20I.E. Insulin spritzen. Hustet trocken und oft. Frau von Sozialabteilung kommt, Reha-Antrag ausfüllen. Besuch bei *IPS* von 14.30 Uhr bis 16.30 Uhr. Besuch von Fr. Klein, erzählt viel.

17:20 Uhr: Ich gehe.

Mittwoch, 28.03.07

10:30 Uhr:

Ich bin wieder da. *Bronchoskopie* 9 Uhr. Fuß schmerzt und zu viel Schleim. Schwester saugt ab und 11.15 Uhr richtet sie Inhalation. Blutdruck 129/80, Puls 114, *Sättigung* 95. Schülerin Diana macht Check, ist einen Monat jünger als Andreas und nett. Neues Bett macht Umstände. Andreas schaut säuerlich. Tablette für Fuß ist unterwegs. Andreas kann nicht ins Restaurant, soll liegen bleiben. Ich hole Bratwurstschnecke mit Bratkartoffeln und zweimal Ketchup. Darf nicht zu Andreas, Schwester sagt, er soll schlafen, Essen in die Küche. Gegen 15 Uhr bin ich wieder da. Andreas sitzt im Bett, hatte schon *KG*. Essen wärmen, schmeckt gut. Diana richtet Inhalation, verlängert Klingelkabel und legt neue *Krawatte* an.

16:30 Uhr:

KG will kommen zum Laufen. Ich gehe zur *IPS*, Sr. Fatma Brief bringen. Pfleger Burkhard macht gründlichen Check.

17:45 Uhr: Ich gehe.

Donnerstag, 29.03.07

10:20 Uhr:

Ich bin da. Zivi Patrick von *IPS* ist da. 9 Uhr Ekelsaft trinken, dann dreimal röntgen im Abstand von einer Stunde. Jetzt darf er frühstücken.

10:55 Uhr:

Er hat Bauchweh. Fuß tut noch weh. Seit gestern Mittag kein *Sauerstoff* mehr. *Sättigung* 96, hat gut geschlafen im Testbett ohne Tablette.

um 11:00 Uhr:

Noch mal Röntgen. *KG* Iris will etwa 11.20 Uhr oder etwas später kommen. 11.40 Uhr klappt's, ich gehe. *Sättigung* 98 ohne *Sauerstoff* während der Therapie. Super!

13:00 Uhr:

Ich bin wieder da. Andreas muss noch inhalieren, hat Haare gewaschen. Wir gehen ins Restaurant und Andreas isst

Hähnchen-Cordon-bleu mit Kroketten, ich Leber, Kartoffelbrei und Erbsen. Lecker! Sarah kommt eine Stunde und 15 Minuten zu früh, bleibt bis 16 Uhr. Nach Röntgenbildaussage eventuell kleiner Mageneingriff???

Freitag, 30.03.07

10:30 Uhr:
Ich bin da. *Bronchoskopie* war, Beläge besser. Kanüle bleibt noch. *Sättigung* 98, ohne *Sauerstoff*, Blutdruck 141/89. Seit zwei Tagen ohne Tablette geschlafen, war zweimal wach. Schwester bringt Tropfen gegen Fußschmerz. *KG* Iris kommt 10.55 Uhr bis 11.55 Uhr, dann inhalieren, Übergangsteil passt nicht. Sr. Ilona baut um.
13:00 Uhr:
Wir gehen ins Restaurant, Andreas sitzt im Rollstuhl (Fuß), dann gleich zum CT in den Keller. Im Gang ist Überschwemmung.
14:00 Uhr:
Ich gehe zu Karstadt, kaufe Kamm und Massagebürste.
16:05 Uhr:
Ich bin wieder da. Andreas inhaliert, nichts von Papa gehört.
17:20 Uhr: Ich gehe.
19:30 Uhr:
Mit Papa wieder da bis ca. 20.20 Uhr.

Samstag, 31.03.07

10:30 Uhr:
Wieder da bis 11.15 Uhr, dann *KG*.
12:30 Uhr:
Wieder da. Wir gehen essen ins Restaurant, schmeckt nur mir, arme Männer. Wir gehen.

15:15 Uhr:

Wieder da. Zu dritt in den Park, Sonne.

16:05 Uhr:

H3 inhalieren, Infusion, Fuß schmerzt. Sauerbraten und Spätzle mitgebracht. Gegen 18 Uhr verabschieden wir uns von Andreas und fahren nach Hause.

Hier endet sechs Wochen nach der Transplantation das *TX*-Tagebuch meiner Mutter.

Was hat sich verändert?

Was hat sich nach der Transplantation in meinem Leben geändert? Sehr viel kann ich sagen!
Die wohl größte und für mich beste Veränderung ist die Tatsache, dass ich keinen *Sauerstoff* mehr brauche. Dieser war lange Jahre mein ständiger Begleiter und gehörte eigentlich schon zu mir dazu, das Geblubber der Befeuchtung nachts habe ich schon gar nicht mehr gehört und den Schlauch in der Nase nicht mehr gespürt. Nun hat mir da am Anfang schon fast etwas gefehlt, doch daran gewöhnt man sich sehr schnell wieder.
Es ist witzig, zu sehen bzw. zu merken, wie sehr man sich doch über ganz banale, für gesunde Menschen normale Dinge freuen kann. Dinge wie ganz normal einzuschlafen, Treppen zu steigen, Laufen zu können, ohne ständig außer Atem zu sein. Ich kann wieder Sport machen, Fahrrad fahren und ins Fitnessstudio gehen ohne gravierende Einschränkungen.
Tabletten muss ich fast noch mehr schlucken als zuvor, aber das ist etwas, das man gerne in Kauf nimmt, wenn man bedenkt, dass man eine zweite Chance im Leben erhalten hat. Einige der Medikamente sind gleich geblieben, wenige weggefallen und einige dazugekommen, wie zum Beispiel die der *Immunsupression.* Inhalieren musste ich nach der Operation sogar mehr als vorher, aber das legt sich mit der Zeit, hat sich auch schon reduziert in den letzten Wochen.
Etwas eingeschränkt ist man nach dieser Operation im ersten Jahr beim Essen. Hier muss man aufpassen, denn nicht alles darf man zu sich nehmen. Zum Beispiel keine Nüsse wegen der Gefahr von Schimmelpilzen. Nüsse an sich wären ja nicht das Problem, aber wenn man mal darauf achtet, wo doch überall Nüsse verarbeitet sind, kommt man schon das eine oder andere Mal in Verlegenheit. Keine Nüsse bedeutet dann

nämlich auch keine Schokolade, denn wirklich in jeder können Spuren von Nüssen enthalten sein, wenn man der Aufschrift auf der Verpackung traut. Auch in vielen Kuchen oder Ähnlichem sind Nüsse, also auch das wäre tabu. Außerdem soll man alle Arten von rohem Fleisch, roher Wurst, Salami, rohem Schinken meiden, Fleisch immer ganz durchbraten. Schimmelkäse ist auch nicht drin und Obst sowie Gemüse sollten immer frisch und vor allem gut gewaschen sein. Aber wie gesagt, bezieht sich das alles nur auf das erste Jahr, da man hier eben anfälliger ist für Infekte und dergleichen.
Im ersten halben Jahr sollte man in der Öffentlichkeit und vor allem in größeren Menschenmassen immer einen Mundschutz tragen, um sich vor Viren und Bakterien zu schützen. Da dürfen einen die Blicke der fremden Menschen nicht stören, die meisten, die gucken, wissen eben nicht, was passiert ist, und machen sich darüber auch keine Gedanken. Wen es interessiert, der fragt einfach nach, ohne einfach nur blöd zu schauen und sich abzuwenden. Im Kreis der Familie oder mit Freunden ist das Tragen der Maske nicht notwendig, höchstens es ist jemand wirklich stark erkältet, in diesem Fall sollte man sich fernhalten. In Arztpraxen oder Krankenhäusern muss man den Mundschutz jedoch immer tragen, auch über das erste Jahr hinaus, denn hier ist die Ansteckungsgefahr natürlich immer gegeben.
Wie geht es nach der schweren Zeit nun weiter, wenn man alles hinter sich hat, die OP, die Reha und dann wieder in sein alltägliches Leben, in den Kreis von Familie und Freunden zurückkehrt? Ganz wichtig, nichts überstürzen. Am Anfang ist man vielleicht noch nicht ganz so fit, wie man denkt. Der Körper muss sich nun erst einmal an die neue Situation, das heißt an die neue Lunge gewöhnen. Man muss eine ganz neue Atemtechnik erlernen, was aber in der Regel von ganz alleine geschieht. Schließlich hat man nun viel mehr Power als vorher, kann sich neuen Aufgaben stellen, Dingen, an die man mit der alten Lunge nie gedacht hätte.

Trotz allem bleibt die Gefahr einer Abstoßung des Organs und zwar für den Rest des Lebens. Mir wurde immer gesagt, wenn das erste Jahr geschafft ist, ist das schon die halbe Miete. Zum jetzigen Zeitpunkt habe ich dieses erste Jahr fast hinter mir, ohne große Komplikationen oder besondere Vorkommnisse. Zwar muss ich immer noch in kurzen Abständen nach Berlin zur Kontrolluntersuchung, aber das nehme ich gerne auf mich. Es ist in der Regel nur ein Tag und ich verbinde es sehr gerne damit, Leute in der Hauptstadt zu besuchen, die ich während des einen Jahres kennengelernt habe.
In den ersten Wochen und Monaten habe ich erst einmal alles nachgeholt, was ich im letzten Jahr verpasst habe. Das war zum Großteil einfach nur Zeit mit meinen Freunden zu verbringen. Abends aus zu gehen, ins Kino, auf Feste und Partys, zum Fußball oder ins Eisstadion. Auch im Fitnessstudio habe ich mich wieder angemeldet, denn die körperliche Fitness spielt nach der *TX* eine tragende Rolle und sollte nicht unterschätzt werden.

Wie man die Zeit übersteht

Mal davon abgesehen, dass man als CF-Patient sowieso ganz anders an manche Dinge rangehen muss, bringt die Transplantation eine recht schwere Zeit mit sich. Hat man sich für die Operation entschieden, beginnt ein ganz neuer, noch unbekannter Lebensabschnitt, der mit vielen Hürden unterschiedlicher Höhe verbunden ist.

Solange es einem noch so gut geht, dass man „nur" *aktiv gelistet* ist (die aktive Liste ist die erste Stufe in Richtung der Transplantation), geht das Leben erst mal wie bisher weiter, mit dem Unterschied, dass man immer erreichbar sein muss. Ist es dann aber so weit, dass man sich *U* oder gar *HU* listen lassen muss, beginnt die heiße Phase, denn mit dieser Entscheidung ist automatisch eine stationäre Aufnahme verbunden, was bedeutet, man bleibt so lange im Krankenhaus, bis ein passendes Organ gefunden wird. Und wie lange das ist, kann niemand vorhersagen. Es gibt Erfahrungswerte, aber auf diese kann man sich nicht wirklich verlassen. Es ist nun einmal leider so, dass das Organangebot sehr schlecht ist und bei der derzeitigen deutschen Gesetzeslage auch keine Besserung in Sicht ist. Die Wartezeiten sind doch sehr unterschiedlich, zwischen einer Woche und einem Jahr ist alles dabei und natürlich kommt es immer auch auf Blutgruppe, Größe etc. an. Bei meiner Ankunft in Berlin hieß es, die derzeitige Wartezeit liege durchschnittlich bei einem halben Jahr. Daraus wurden in meinem Fall neun lange Monate.

Das Wichtigste für mich war der ständige Kontakt mit meiner Familie und meinen Freunden. Jeden, wirklich jeden Abend hat mich meine Familie angerufen, zeitweise hatten wir sogar Kontakt über das Internet via Webcam. So waren sie trotz der großen Entfernung von gut 600 km immer bei mir. Besucht haben sie mich auch ca. alle vier Wochen in Berlin und blieben dann immer über das Wochenende. So hatte ich etwas Abwechslung, kam mal aus der Klinik heraus in ein anderes Umfeld. Auch am Geburtstag, sogar meine Mama hat ihren in Berlin gefeiert und an Weihnachten waren sie bei mir. So haben wir trotz meiner Abwesenheit alle wichtigen Ereignisse wie immer zusammen gefeiert. Mit meinen Freunden hielt ich Kontakt über das Telefon, SMS oder E-Mail, was sich eben gerade anbot. Meine engsten Freunde haben mich sogar da oben mal überraschend besucht, auch das werde ich ihnen nie vergessen! Dieser Kontakt zur Heimat ist meiner Ansicht nach ein ganz wesentlicher Aspekt, der soziale Kontakt spielt eine sehr große Rolle und wird oft unterschätzt.

Die Psyche und die Einstellung, die man selbst zum Leben hat, sind ein wichtiger Teil des Weges zur, aber auch nach der Transplantation. Ich selbst hatte hier keine Probleme, da ich schon immer eine sehr gute Beziehung zu meiner Familie und viele Freunde hatte und habe. Auf andere Personen zugehen, neu kennenzulernen gehört ganz klar zu meinen Stärken und hat mir besonders in dem Jahr in Berlin sehr sehr viel gebracht. So habe ich nach wenigen Tagen Anschluss zu meinen Mitpatienten gefunden und während der Zeit wirklich sehr viele neue Leute kennengelernt. Auch zu meinen Ärzten, Schwestern und Therapeuten habe ich mit meiner Art ein sehr gutes Verhältnis hergestellt und pflege auch heute noch mit vielen Kontakt.

Es bringt nichts, wenn man jeden Tag und jede Nacht daran denkt, dass es jeden Moment so weit sein könnte. Das macht einen auf die Dauer nur fertig und es fällt einem sicher schon nach wenigen Wochen die Decke auf den Kopf. Einfach in den Tag hinein leben, ist hier eigentlich gar nicht verkehrt, sich keine Gedanken machen, was passieren könnte, das machen, worauf man Lust hat, und sich aber gleichzeitig an sein Programm halten, um sich auf das bevorstehende Ereignis vorzubereiten.

Es hört sich jetzt einfach an, aber man muss versuchen, das Beste aus der Situation zu machen. Es bringt nichts, wenn man sich verkriecht und selbst bemitleidet, das schadet einem nur selbst. Wenn der Kopf nicht mitspielt, kann einem auch das beste Organ nicht mehr helfen. Der Wille zum Leben muss vorhanden sein, sonst hat man keine Chance. Auch wenn es einem noch so schlecht geht – und ich hatte auch schlechte Phasen – man darf nie den Mut verlieren, muss sich immer wieder aufraffen und weiterkämpfen! Der Weg ist das Ziel.
Auch eine sehr wichtige Rolle spielt die körperliche Verfassung. Für die Operation und vor allem für die Zeit danach benötigt man sehr viel Kraft und Energie. Da wir CFler ja eh meistens an Untergewicht leiden, ist es bei uns umso wichtiger. Ich selbst habe mir in der Zeit des Wartens sieben Kilogramm „angefressen" und das war wirklich wichtig. In den ersten paar Wochen nach der Operation hatte ich das mühsam angelegte Polster nämlich schon fast wieder runter. Hätte ich das nicht gehabt, wäre mir alles sicher viel schwerer gefallen und ich weiß nicht, ob ich es dann genauso gut geschafft hätte. Essen ist also auch im Krankenhaus sehr sehr wichtig. Und wenn es da mal nicht schmeckt, gibt's ja immer noch den guten alten Pizzaservice.
Die Physiotherapie fällt im Krankenhaus dann natürlich wesentlich intensiver aus als zu Hause. Hier hat man in der Regel wirklich täglich sein Programm, welches es durchzuziehen gilt. Hier sollte man wirklich konstant dabeibleiben und auch etwas machen, wenn es einem schlechter geht. Auch wenn es nicht in der üblichen Art und Weise ist, die Hauptsache ist, man macht überhaupt etwas und bewegt sich. Ich selbst bin zur täglichen Physiotherapie zusätzlich jeden Tag auch Fahrradergometer gefahren und war draußen im Park spazieren. Gut, jetzt werden einige sagen, es geht ja nicht allen noch so gut, dass das überhaupt möglich ist. Das stimmt natürlich, jeder muss seinen eigenen Rhythmus finden und nur

das machen, was er auch wirklich schafft. Wichtig ist nur, wie gesagt, dass man etwas macht.
Musik hat mir immer sehr geholfen, sowohl vor als auch nach der Operation. Immer wenn ich draußen abends spazieren war, hatte ich meinen Player dabei und war draußen so ganz für mich alleine. Beim Hören hatte ich immer viel Zeit zum Nachdenken, das hat mir sehr geholfen. Am meisten lief bei mir Silbermond, Juli, Rosenstolz oder die Toten Hosen. Die haben wirklich gute Texte, die teilweise sehr gut zu meiner Situation gepasst haben. Vielleicht habe ich dadurch immer wieder neuen Mut gefunden. Das Lied „Dieses Leben" von Juli habe ich zu meiner persönlichen Hymne erklärt, wer den Text kennt, weiß Bescheid.

Was ist Mukoviszidose?

„Mukoviszidose", auch als „Cystische Fibrose (CF)" bekannt, ist eine chronische Stoffwechselerkrankung, die auf einem Gendefekt beruht.

Die Ursache ist also ein Fehler im Erbgut, welcher, wie man 1989 herausfand, auf dem Chromosom 7 liegt. Die Veränderung (Mutation) beeinträchtigt das Protein, welches dieses Gen herstellt. Dieses Protein reguliert die Leitfähigkeit einer biologischen Membran. Durch Kanäle, die sich an der Oberfläche der Körperzellen befinden, fließen Salze und Wasser und damit auch elektrische Ströme. Dieser Fluss ist bei Menschen mit CF gestört.

Infolgedessen verstopft zäher Schleim lebenswichtige Organe wie Lunge und Bauchspeicheldrüse, auch Leber, Nieren und der Darm können betroffen sein. Der zähe Schleim in der Lunge bildet einen idealen Nährboden für Bakterien und Viren, welche zu Entzündungen führen und langfristig das Lungengewebe zerstören.

Die Symptome bei Erkrankten zeigen sich sehr unterschiedlich, in den meisten Fällen zeigen sie sich bei den Atemwegen der Lunge und in den Verdauungsorganen, wie zum Beispiel der Bauchspeicheldrüse. Chronischer Husten, Lungenentzündungen, Verdauungsstörungen und Untergewicht sind die häufigsten Anzeichen.

Im weiteren Verlauf der Krankheit können weitere Organe in Mitleidenschaft gezogen werden, wie zum Beispiel Leber, Nieren, Knochen und bei männlichen Patienten meist auch die Geschlechtsorgane (Unfruchtbarkeit). So können durch die Grunderkrankung auch Folgeerkrankungen wie Diabetes, Osteoporose oder Leberschäden auftreten.

Das bin ich

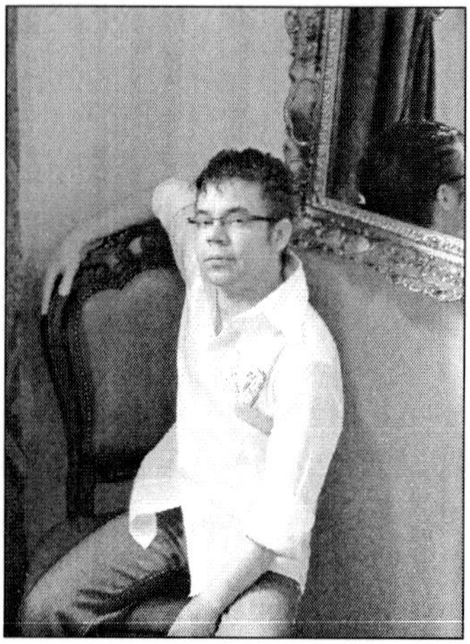

Mein Name ist Andreas und ich wurde am 25. September 1984 in Frankenthal, das liegt in Rheinland-Pfalz, geboren. Die Diagnose CF (Cystische Fibrose) oder auch Mukoviszidose wurde bei mir mit drei Jahren gestellt, damals im Klinikum in Mannheim durch einen Schweißtest.

Ich wuchs behütet in geordneten Familienverhältnissen auf, es war immer jemand für mich da, entweder meine Eltern, mein Vater ging arbeiten, anfangs meine Mutter auch noch, das aber nur halbtags, oder meine Oma. Im Kindergarten war ich die ersten beiden Jahre in Ludwigshafen-Edigheim, das letzte Jahr in Oppau, wo wir schließlich nach der Geburt meines Bruders Matthias auch hinzogen. Hier wohnen wir noch immer in einer ruhigen Spielstraße mit der großen Chemiefabrik direkt vor der Haustür.

Ich hatte in den ersten Jahren eigentlich nicht mit großen Problemen zu kämpfen und es ging mir lange Zeit sehr gut. Zwar war ich wegen der CF schon in Behandlung, in der Ambulanz in Mannheim und Physiotherapie hatte ich auch damals schon regelmäßig, mehr aber auch nicht. Meine erste *IV-Therapie* hatte ich, glaube ich, im Alter von neun oder zehn Jahren, so genau weiß ich das nicht mehr, ich weiß nur, dass wir damals schon in Oppau wohnten. Bei dieser war es noch so, dass ich immer morgens und abends in die Klinik musste, um meine Medikamente zu bekommen. Ab der nächsten

Therapie war das dann schon anders, hier gab es dann immer eine Heimtherapie. Ich musste nur immer bei der ersten Gabe in der Klinik bleiben, um abzuwarten, ob ich das Medikament auch vertrage. Den Rest der Therapie konnte ich dann zu Hause machen, meine Mutter mutierte zur Krankenschwester und half mir immer dabei.

Den Kindergarten verließ ich wie jedes andere Kind auch Richtung Grundschule. Hier gab es zu Anfang gleich einen Aufreger, denn genau am ersten Schultag bekam ich die Masern. Klasse Start, das fängt ja gut an! Trotz allem kam ich in der Grundschule immer sehr gut mit, meine Lehrer hatten immer sehr viel Verständnis dafür, dass ich hin und wieder aufgrund meiner Krankheit gefehlt habe. So sammelten sich jedes Jahr immer einige Fehlstunden an, was aber kein Problem war. Die Grundschule schloss ich mit einem wirklich guten Zeugnis ab, wenn ich mich recht erinnere, war es sogar eines der besten unseres Jahrgangs. Das mit den guten Noten sollte sich später ändern.

Im Jahre 1995 kam ich dann auf das Gymnasium, wo ich auch auf sehr verständnisvolle Lehrer traf. Die ersten Jahre waren gesundheitlich kein Problem und ich kam immer gut mit. Mit der Zeit wurden dann meine Therapien jedoch häufiger und ich war oft gezwungen, zu Hause zu bleiben. In dieser Zeit bekam ich dann auch das erste Mal *Sauerstoff*. Ich weiß nicht mehr genau, wann das erste Mal war, damals jedoch hatte ich ihn nur über Nacht. Ich konnte in der Schule eigentlich immer alles mitmachen, bis auf manche Ausflüge oder zum Beispiel unsere Skifreizeit in der neunten Klasse, da ging es mir wieder mal nicht so gut.

2001 stand dann die Oberstufe an, auch diese hab' ich ohne große Probleme geschafft, hab' mich mit den Noten immer so durchgedrückt. Leider war ich damals schon ziemlich faul, was das Lernen angeht, dementsprechend waren auch meine Noten – Minimalprinzip. Egal, geschafft ist geschafft.

2004 war es dann endlich so weit: dreizehn Jahre Schule waren überstanden und das Abitur stand bevor. Wenn da nicht jener Abend am 21.02.04 dazwischengekommen wäre. Die schriftlichen Prüfungen waren gelaufen und am Morgen hatten wir in der Schule mit unserer Stufe Fasching gefeiert. Abends war ich dann noch bei unserem Nachbar zum Geburtstag eingeladen.

Nach dem Geburtstag stieß ich nachts zu meinen Freunden, die im Garten schon ordentlich am feiern waren. In der Hinsicht war ich auch kein Kind von Traurigkeit und hab' also munter mitgemacht. Einige haben dann irgendwann erst mal eine Pause eingelegt und gingen an die Luft. Das hätte ich auch machen sollen. Aber nein, wir mussten ja weitertrinken. Warum auch nicht, es war nicht das erste Mal, dass ich was getrunken hatte. Aber es sollte das letzte Mal gewesen sein.

Ich wachte am kommenden Tag um die Mittagszeit wieder auf, auf der Intensivstation der BG Unfallklinik. Ich merkte, irgendwas stimmte nicht. Ich nahm meine Decke hoch und dachte, ich sehe nicht recht, hielt es damals noch für einen schlechten Traum. Aber es war Realität. In meinem rechten Oberschenkel steckte ein externes Metallgestell, das meinen Knochen zusammenhielt. Ich hatte mir den Oberschenkel gebrochen, glatt durch. Was war passiert?

Selbst wusste ich das nicht mehr, meine Freunde mussten mir die ganze Story erst mal erzählen. Wir waren also alle ganz gut dabei, tranken einen nach dem anderen, bis bei mir plötzlich die Lichter ausgingen. Ich war mit dem Kopf auf den Ofen links von mir geknallt, daher auch die Narbe über meinem linken Auge, ich hatte eine Platzwunde, die genäht werden musste. Meine Freunde haben mich dann an die Luft gesetzt. Nach kurzer Zeit brachten sie mich wieder rein, weil sie dachten, es geht wieder. Dem war nicht so. Sie beschlossen also, mich nach Hause zu tragen. Es war eigentlich nicht weit, vielleicht 500 m. Doch auf dem Weg aus dem Garten-

haus raus ist es dann passiert. Mein Kumpel, der mich trug, und ich fielen über einen Colakasten auf dem Boden. Ich mit dem Oberschenkel über den Kasten, mein Kumpel von hinten auf mich drauf und da war es auch schon geschehen. Sie haben sofort meine Eltern angerufen, es war, glaube ich, nachts um drei Uhr, den Krankenwagen und die Polizei informiert. Durch den Adrenalinschub waren alle, außer mir, wieder klar im Kopf. Mir wurde der Magen ausgepumpt, doch selbst danach hatte ich noch 2,5 Promille. Ich wollte es nicht glauben am nächsten Tag, als mir der Arzt meine Werte vorlas. Doch es war so. An diesem Tag beschloss ich, nie wieder etwas zu trinken, was ich auch bis heute durchhalte. Ich kann auch ohne Alkohol keinen Spaß haben!
Das externe Gestell wurde mir dann schließlich nach zwei Tagen entfernt und ich bekam einen Marknagel aus Titan eingesetzt. Von der Lunge her ging es mir dann auch schlechter, das alles hatte mich ziemlich mitgenommen und ich wurde in meine Klinik nach Heidelberg verlegt, wo ich langsam wieder aufgepeppelt wurde.
Zu diesem Zeitpunkt hatte ich gerade eine sehr gute Phase hinter mir, ich war knapp zwei Jahre ohne *IV-Therapie* ausgekommen. Mittlerweile hatte ich die Klinik gewechselt, in Mannheim gingen den Ärzten die Ideen aus. Dort hatte ich schon lange das Problem, dass mir morgens immer kalt war, ich Fieber hatte und es mir dann ab dem Nachmittag komischerweise wieder gut ging. Das konnte sich keiner erklären. Wir machten dann zwar immer Antibiotika-Therapie, aber deren Wirkung blieb nie lange bestehen, bis die gleichen Probleme wieder auftauchten. Wir mussten also handeln und wechselten in die Erwachsenen-Ambulanz nach Heidelberg. Hier kam man dann auf die Idee, ein bestimmtes Medikament anzusetzen, und wir wollten es nicht glauben, es hat funktioniert. Die Probleme mit dem Fieber waren verschwunden und ich brauchte, wie gesagt, fast zwei Jahre keine *IV-Therapie*.

Doch nun war es wieder so weit, seit Oktober 2003 hatte ich mich schon mit Tabletten über Wasser gehalten, aber nun, nach dem Oberschenkelbruch war es wieder Zeit für eine *IV*. Von da an ging es dann auch bergab. Zwar glaube ich bis heute nicht, dass der Bruch unbedingt der Auslöser war, denn es ging mir ja auch schon vorher schlechter. Förderlich war es aber trotz allem sicher nicht.
Wie vorhin gesagt, fiel diese Aktion mitten in meine Abizeit. Im Krankenhaus bekam ich dann die Ergebnisse meiner schriftlichen Prüfungen, die alles andere als gut ausgefallen waren. Ich musste in einem der Fächer mündlich nachgeprüft werden, in Mathe oder in Sozialkunde. Mathe fiel schon mal aus, darin war ich 'ne ziemliche Niete, auch wenn es eigentlich mein Lieblingsfach war. Also musste ich in Sozi geprüft werden, was eigentlich nicht so tragisch gewesen wäre, hätte ich nicht mindestens 11 Punkte holen müssen. Was also tun? Lernen? Nichts als lernen, ich glaube, ich habe nie so intensiv und viel gebüffelt wie in diesen Tagen. Neben der Sozi-Nachprüfung musste ich ja auch noch für die mündliche Deutschprüfung lernen. Doch ich bekam alles ganz gut unter einen Hut und habe in Sozi sogar 13 Punkte geschafft. In Deutsch dann noch mal sieben, fünf hätten zum Bestehen gereicht. Meine Prüfungstermine lagen dann natürlich etwas weiter hinten, die Lehrer hatten für alles Verständnis und haben mich weitgehend unterstützt, doch noch alles zu einem guten Ende zu bekommen. Während meiner Lernerei war dann auch noch unser Abiball, bei dem ich der Einzige war, der noch nicht bestanden hatte, außerdem musste ich mit Krücken auflaufen. Aber gut, das war kein Problem. Mein Abi hab' ich dann schließlich bestanden und das Leben konnte weitergehen.
Es ging mir dann noch mal etwas besser, ich war sogar mal alleine auf einem Konzert in Heppenheim. Was jetzt nichts Außergewöhnliches war, aber das Konzert war oben auf einem Berg, welchen es hochzusteigen galt. Und das war ein

langer Weg. Ein paar Monate später hätte ich das nicht mehr geschafft, so viel ist klar.
In der kommenden Zeit habe ich dann erst mal noch ein Freiwilliges Soziales Jahr absolviert, wollte nicht gleich wieder die Schulbank drücken und studieren. Das Studieren habe ich dann zum Sommersemester 2005 doch begonnen. In Mannheim an der Fachhochschule besuchte ich den Studiengang Informatik. Dass ich diese Richtung einschlagen werde, war mir von Anfang an klar, doch dass das so trocken wird, nicht. Das erste Semester verlief ganz gut, die Prüfungen hatte ich auch mit einer Ausnahme geschafft. Das zweite Semester war dann schon weitaus schwieriger. Mir ging es von Anfang an nicht gut, gegen Ende war ich dann immer nur noch zu einer Vorlesung da, und das nur einmal in der Woche für zwei Stunden. Zu den Prüfungen kam es dann schon gar nicht mehr, es hatte keinen Sinn mehr. Mir ging es zu schlecht, um weiterzumachen. Also beschloss ich, mich exmatrikulieren zu lassen. Ich wollte dann erst ein Fernstudium beginnen, doch angesichts meiner Entscheidung, für die Operation nach Berlin zu gehen, fiel das schließlich aus.

Nachwort

Ein Jahr getrennt von Familie und Freunden und das ganze dann auch noch im Krankenhaus, fernab der Heimat. Bei diesem Gedanken wird es sicher dem einen oder anderen Angst und Bange und man fragt sich, wie man das alles am besten überstehen soll. Nun, wie ich das geschafft habe, war im Kapitel zuvor zu lesen, trotzdem möchte ich noch ein paar abschließende Worte sagen.
Ich betrachte das Jahr in Berlin nicht als ein verlorenes Jahr, ganz im Gegenteil. In dem einen Jahr habe ich sehr viel dazugelernt, viele neue Menschen kennen- und schätzen gelernt. Neue Freundschaften sind entstanden und einige haben auch heute noch Bestand, worüber ich sehr froh bin. Die Entfernung hat auch gezeigt, dass ich mich auf meine Familie und meine Freunde auch in solchen Ausnahmesituationen mindestens einhundertprozentig verlassen kann. Ich denke, einige Beziehungen hat diese Zeit sogar verstärkt bzw. vertieft. Die, ich nenne es jetzt der Einfachheit halber, Beziehung mit Sarah hat mir zwei sehr schöne Monate beschert, wofür ich eigentlich auch im Nachhinein noch sehr dankbar bin. Gesundheitlich war ich zwar auch auf schwachem Level stabil, aber in den acht Wochen mit Sarah habe ich mich dann doch noch mal ganz anders gefühlt, besser. Frei und unbeschwert, wie man sich eben fühlt, wenn man verliebt ist. Ich war einfach glücklich! Das war ich vorher zwar auch, aber mit einer Partnerin an seiner Seite, die einen versteht und für einen da ist, der man seine Gefühle zeigen kann und die diese auch erwidert, war eben noch mal eine ganz andere Ebene. Die Zeit hat mir gezeigt, dass es einem auch in solch einer schlechten Situation, im Krankenhaus, mit *Sauerstoff* und allem was dazugehörte, trotzdem sehr gut gehen kann. Einfach einmal alles andere ausblenden, die Krankheit vergessen und LEBEN (LIEBEN)!

Zwar hat das alles damals nicht das von mir gewünschte Ende gehabt, aber letzten Endes war es wahrscheinlich so für uns alle das Beste. Wie schon beschrieben, ich hatte mich wirklich wahnsinnig in diese Frau verliebt, und während unseres Zusammenseins hatte ich auch das Gefühl, ihr gehe es auch so. Nach dem Aus muss ich allerdings gestehen, dass ich für sie wohl doch nur eine Art Ausriss aus ihrem alltäglichen Leben war, in dem damals vielleicht ein paar Sachen nicht mehr so ganz gestimmt haben. Vielleicht war es auch für sie eine neue bzw. andere Erfahrung oder es hat ihr einfach gefallen, wie ich sie behandelt habe, wie ich mit ihr umging. Sie hat danach auch immer wieder beteuert, mir damals nie etwas vorgemacht oder vorgespielt zu haben, was mir damals auch nicht so vorkam. Ich glaube es auch heute nicht, ich möchte ihr nun auch nichts unterstellen. Die Zeit war schön, für uns beide, ich allerdings sah eben wesentlich mehr dahinter. Wenn es nach Sarah gehen würde, wären die beiden Monate damals am Besten nicht passiert, sie sieht es als Fehler im Nachhinein. Das muss ich so akzeptieren und das tue ich auch. Auch wenn sie es mir nicht glaubt, ich freue mich für sie, dass sie nun das gefunden hat, was sie immer wollte und glücklich ist.

Mein Dank an

Wo soll ich da nur anfangen, es gibt so viele Personen, denen ich danken möchte. Eines vorab, sollte ich jemanden vergessen haben, war das natürlich keine Absicht, man möge mir verzeihen.
Mein größter Dank gilt natürlich meiner Familie und meinen Freunden, die mich in der schweren Zeit immer unterstütz und zu mir gehalten haben. Das ist sicherlich nicht selbstverständlich, in manchen Fällen zumindest.
Genauso viel Dank gilt all denen, die mich während des einen Jahres betreut und gepflegt haben, also vor allem den Damen und Herren der Station 46b in Steglitz, der *IPS*, der *H3*, der H1 und der *TX*-Ambulanz im Deutschen Herzzentrum. Ihr wart immer alle sehr nett zu mir, wart für mich da und habt euch liebevoll gekümmert. Während meiner Wartezeit waren vor allem die Schwestern in Steglitz wie eine zweite Familie für mich. Vielen Dank an euch, ich werde euch nie vergessen!
Nicht zu vergessen, denn sie haben natürlich wesentlich dazu beigetragen, meine Ärztinnen und Ärzte, allen voran mein Operateur, den man auch den Mann mit den goldenen Händen nennt, wie ich gehört habe. Auch an Sie alle, herzlichen Dank für alles!
Mein Dank gilt außerdem so tollen Bands wie Silbermond, Juli, Christina Stürmer, Rosenstolz, Wir sind Helden, Die Toten Hosen und Die Ärzte, die mir mit ihren tollen Texten immer zur Seite standen.

Glossar

Aktivlistung:
Erste Stufe der Listung für eine Organtransplantation bei Euro-Transplant

Astronautenhelm:
Beatmungshelm, um den CO_2-Wert im Blut zu verbessern

Bioni:
Eine hochkalorische Zusatznahrung in Trinkform

Blauer Wert:
Zeigt den Wert des zentralen Venendrucks an

Bronchoskopie:
Spiegelung der Bronchien, hierbei wird ein Endoskop über den Mund oder die Nase in die Bronchien der Lunge vorgeschoben. Durch ein optisches Gerät kann so die Luftröhre eingesehen werden und eventuell Fremdkörper entfernt werden

Ciclosporinspiegel:
Der Wirkstoff eines Medikaments, das Teil der Immunsupression ist

CO_2-Werte:
Kohlenstoffdioxid-Wert im Blut

Cortison:
Ein Medikament, das Teil der Immunsupression ist

Egon:
So wurde der Toilettenstuhl auf der Intensivstation genannt

EKG:
Elektrokardiogramm, erfasst die Aktivitäten des Herzens

Ente, Schieber:
Urinflasche bzw. Bettpfanne

Geblubbert:
Auch Teil der Krankengymnastik, durch ein Röhrchen wird in eine mit Wasser gefüllte Flasche gepustet, um die Atmung zu trainieren

H3:
Normalstation, hierher kommen alle transplantierten Patienten, wenn sie stabil genug sind und die Intensivstation verlassen können.

Hertha-Bilder:
Hertha BSC Berlin, Fußballverein

Immunsupression/Immunsupressiva:
die Medikamente, die mein Immunsystem herabdrücken, damit das neue Organ nicht abgestoßen wird

IPS:
Intensivpflegestation

IV-Therapie:
Intravenöse Therapie mit Antibiotika

KG:
Krankengymnastik, hier auch oft als Physiotherapie bezeichnet. Es werden verschiedene Atem- und Dehnübungen gemacht

Kopf-CT:
Computer-Tomografie des Schädels

Krawatte:
Nachdem die Trachealkanüle gezogen war, bekam ich an der Stelle am Hals einen Druckverband angelegt, dieser wurde häufig gewechselt.

MRSA:
Ein multiresistenter Keim, der nur schwer zu behandeln, aber in den meisten Fällen relativ ungefährlich ist für CF-Patienten. Wird auch gerne als „Krankenhaus-Keim“ bezeichnet.

Pseudomonas:
Ein Keim, den die meisten Mukoviszidose-Patienten haben.

REA:
Reanimation

Sättigung:
Der Sauerstoffgehalt im Blut, Normalwert ca. zwischen 97 und 100 %

Sauerstoff:

Therapie mit Flüssigsauerstoff, der meist über eine „Nasenbrille" zugeführt wird

Tarsal-Tunnel-Syndrom:

Ein Nervenschmerz, der sowohl an der Hand als auch am Fuß auftreten kann

Thrombosestrümpfe:

Lange Strümpfe, die Thrombose vorbeugen sollen, meist werden diese Patienten verpasst, die viel liegen und sich kaum bewegen können

TX:

Transplantation

U-/HU-Liste:

Zweite und dritte Stufe der Warteliste, U-Liste Urgent-Liste (urgent = dringlich), HU-Liste = High-Urgent-Liste (high-urgent = hohe Dringlichkeit)

Waldhof:

SV Waldhof Mannheim, mein Lieblings-Fußballverein

ZVK:

Zentraler Venenkatheter

7-Zwerge-Appartement:

Appartement gegenüber des Deutschen Herzzentrums für Angehörige von Patienten

R.I.P.

(Rest in peace/Ruhe in Frieden)

In Gedenken an diejenigen, die den Kampf gegen die CF leider verloren haben …

Tommy

Steve

Ingo

Alwin

Anna

Krissy

… ich werde euch nie vergessen …

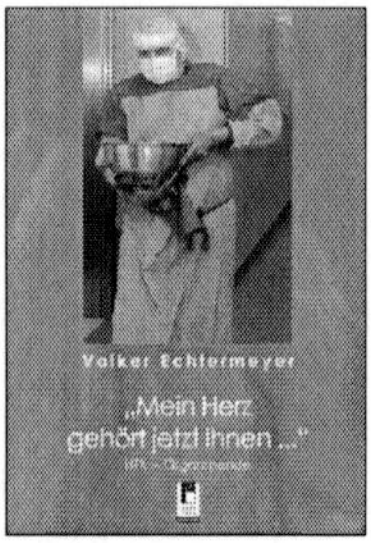

Volker Echtermeyer

„Mein Herz gehört jetzt Ihnen ..."

HTX – Organspende

In einem großen Klinikkomplex spielen sich alltägliche, aber auch außerordentliche Schicksale der Menschen ab. Alle sind sie auf wenig geheimnisvolle, aber undurchdringbare Weise miteinander verbunden.

Eine junge Frau, die aus Liebe ihr Herz einem verheirateten Chefarzt anbietet, der sich aber von seiner Familie nicht zu trennen vermag. Letztendlich gibt sie tatsächlich ihr Herz. Sie erkrankt an einem unheilbaren Hirntumor und stirbt daran. Nach ihrem Tod findet die Organspende den Weg, geebnet von Zufällen und Notwendigkeiten in die selbe Klinik, in der ihre große Liebe als Chirurg tätig ist.

ISBN 978-3-86634-479-2 Preis: 12,50 Euro
Paperback 104 Seiten, 19,6 x 13,8 cm

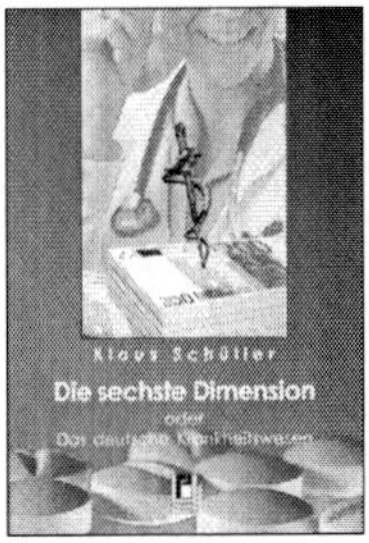

Klaus Schüller

Die sechste Dimension

oder

Das deutsche Krankheitswesen

Wenn ich als Kind eine Erkältung mit Fieber, Husten und Schnupfen hatte, dann hat sich meine Mutter liebevoll um mich gekümmert, bis ich wieder gesund war. Als junger Erwachsener taten das dann die Ärzte und Kassen. Ich konnte mich dem gleichen unbekümmerten Gefühl der Sicherheit und Sorglosigkeit hingeben, wie damals als Kind im Schoße der Mutter. Ich wusste noch nichts vom deutschen Krankheitswesen.
Doch die Zeiten haben sich radikal verändert. Sicherheit und Sorglosigkeit sind Verunsicherung und einem Gefühl gewichen, ausgeliefert zu sein.
Letztlich entführt der Autor den Leser in dessen Zukunft, die zum Schmunzeln einlädt, aber auch ein Szenario des Schreckens vor Augen führt. Schließlich folgen, aus der Sicht eines normalen Patienten, die zehn Gebote für die verantwortliche Politik, um aus dem derzeitigen deutschen Krankheitswieder ein Gesundheitswesen zu machen.

ISBN 978-3-86634-278-1 | Preis: 14,80 Euro
Paperback | 364 Seiten, 19,6 x 13,8 cm